主菜1品、副菜2品を
選ぶだけ！

おなか痩せの黄金「比」レシピ

花王株式会社
監修：小島美和子（管理栄養士）

文藝春秋

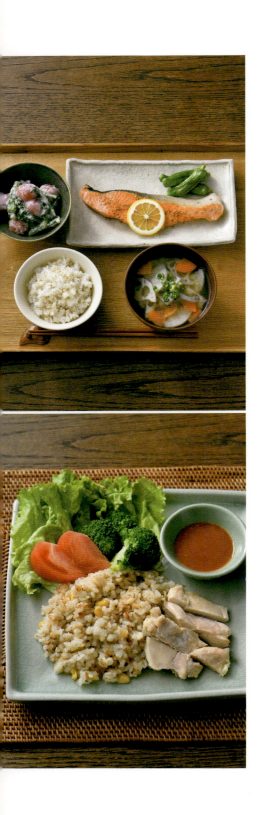

Contents

はじめに　6

まずは、あなたのダイエット知識をチェック！　7

意外に知らない、ダイエットの真実　8

おなか痩せの黄金「比」って？　10

栄養バランスを黄金「比」に近づけるための食べ方&くらし方
「スマート和食」メソッド　12

花王社員食堂で実証。
「スマート和食」メソッドのすごい結果！　14

主菜1品、副菜2品を選ぶだけ！
おなか痩せの黄金「比」レシピ　16

本書の黄金「比」レシピを実践するために
常備しておくと便利な食材リスト　18

買い物をする時は、こんなイメージで！　21

この本のレシピの見方　22

＊「スマート和食」は、花王の登録商標です。

黄金「比」レシピで1週間

月曜日
- 鶏のみそ照り焼き　24
- 彩り野菜のピクルス　24
- ミルク豚汁　24

火曜日
- さけのガーリックレモン焼き　26
- トマトと春菊の白和え　26
- 根菜のみそ汁　26

水曜日
- トマト麻婆豆腐　28
- 海藻と水菜のサラダ　28
- きのこのナムル　28

木曜日
- かつおのカルパッチョ　30
- ブロッコリーとえびのサラダ　30
- 小松菜としめじのスープ　30

金曜日
- カオマンガイ　32

土曜日
- あじのアクアパッツァ風　34
- 焼き野菜のさっぱりマリネ　34
- グリーンサラダ 〜シーザードレッシング〜　34

日曜日
- グリーンアスパラガスと豚肉のカレー炒め　36
- 小松菜と人参としめじのごま和え　36
- きのこのみそ汁　36

Column 1
**大事だと分かっているけど、時間がない！
朝ごはんを黄金「比」に近づけるには？　38**

主菜（魚介・肉・大豆製品）のレシピ

黄金「比」のための主菜のコツ　40

魚介のレシピ
- キャベツとさけのさっぱり蒸し
  〜ごまだれ添え〜　42
- さけの南蛮漬け　43
- さばのみそ煮　44
- あじのハーブグリル　45
- ぷりぷりえびマヨ　46
- ガーリックシュリンプ　47

肉のレシピ
- 豚肉の韓国風甘辛炒め　48
- さっぱり豚しゃぶサラダ　49
- タンドリーチキン　50
- 豆腐つくね 〜和風あんかけ〜　51
- 豚肉の梅しょうが焼き　52
- ビーフステーキ 〜和風オニオンソース〜　53

大豆製品のレシピ
- 照り焼きハンバーグ　55
- ヘルシー豆腐チャンプル　56
- 厚揚げとパプリカの酢豚風炒め　57

Column 2
主婦モニターが「スマート和食」メソッドに挑戦しました！　58

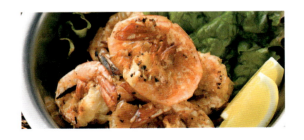

副菜（野菜・きのこ・海藻・豆）のレシピ

ひと工夫で毎日、ラクラク　副菜のコツ　60

和えだれ副菜

ナムルだれ　62
- 三色ナムル　62
- レッドキャベツのナムル　62
- ひじきのナムル　62

ツナドレッシング　63
- トマトサラダ　63
- コールスロー　63
- ひじきのサラダ　63

ごま和えのもと　64
- ブロッコリーと大豆のごま和え　64
- オクラとプチトマトのごま和え　64
- わかめと豆腐のごまだれがけ　64

白和えのもと　65
- 豆の白和え　65
- 豆苗とリンゴの白和え　65
- ブロッコリーの白和え　65

中華だれ　66
- 切り干し大根のさっぱり中華サラダ　66
- 人参とツナのサラダ　66
- キャベツとブロッコリーの温野菜サラダ　66

酢しょうがのもと　67
- きゅうりとえのきの酢しょうが和え　67
- 大根と黄パプリカの酢の物　67
- たことプチトマトの酢の物　67

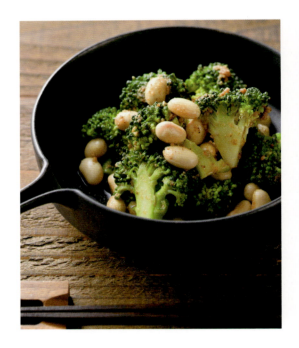

具だくさんスープ
- きのこの豆乳スープ　68
- 大豆のコンソメスープ煮　68
- ピリ辛けんちん汁　69

レンチン副菜
- 簡単ラタトゥイユ　70
- 根菜のきんぴら　71
- ひじきの煮物　71

Column 3

内臓脂肪をためない油
「オメガ3」って何？　72

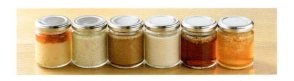

1品で黄金「比」のレシピ

主菜・副菜と分けて作れない日は
一品料理で黄金「比」のコツ　74

なべ
鶏豆乳なべ　76
豆腐キムチなべ　77

ごはんもの
まぐろとアボカドのカラフル丼　78
さばそぼろの三色丼　79
きのことごぼうのリゾット　80
さけフレークの混ぜごはん　81

パスタ
さば水煮缶 de トマトパスタ　83

Column 4
**ワーキングマザーのスタッフWが発案！
「スープ五変化」で、平日を乗り切る　84**

All about 内臓脂肪
内臓脂肪についてもっと知りたい！　86

推薦のことば　90
材料別さくいん　92

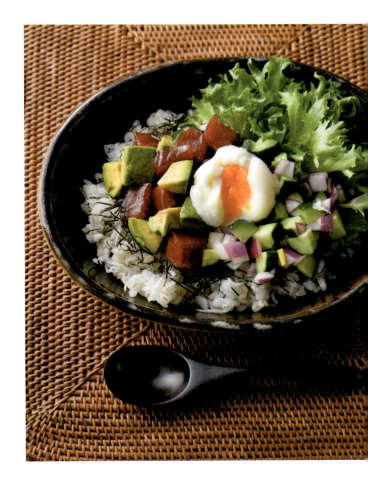

はじめに

　最近、スカートやベルトがきつくなってきた、食べる量は変わらないのに、おなかに肉がついて、いかにも中高年体型になってきた気がする……。そんなお悩みはありませんか？

　それは、内臓脂肪がたまっているからかもしれません。内臓脂肪は、男性は20代から、女性は30代から増え始め50代で急上昇し、高血糖、高血圧、脂質異常症などの生活習慣病の原因にもなります。「ぽっこりおなか」は見た目がよくないだけでなく、**実は健康にもよくないのです。**

　花王では、生活習慣病を防いで、毎日の健康な生活のお手伝いをしたいという想いから、「内臓脂肪をためない食事」について、長年、研究を重ねてまいりました。その結果、**内臓脂肪をためない食事には食事の量（カロリー）だけでなく、食事の質＝何を食べるか（栄養素のバランス）が重要で、おなか痩せの栄養バランス黄金「比」があることを発見しました。**花王では、その黄金「比」を実践するための食事法「スマート和食」メソッドを開発しました。

　花王の社員食堂では、社員におなか痩せして健康になってもらうために、その黄金「比」にのっとった「スマート和食」ランチを提供し、大人気になっています。花王は、社員の健康づくりを経営的・戦略的に推進する「健康経営」に取り組んでいます。
　本書では、そんな花王の長年の研究の成果を分かりやすく読者の皆様にお伝えするとともに、**おなか痩せの黄金「比」を、ご自宅でも手軽に実践できるようにレシピを構成いたしました。**

　忙しい読者の方でも毎日の生活に取り入れられるよう、どこでも買える食材を中心に、簡単に、しかも、おいしく作れるようにも心を配りました。ぜひ、できるところから取り入れて、おなか痩せにチャレンジしてください。

花王株式会社

まずは、あなたの
ダイエット知識をチェック！

Q1
現代人に肥満が
増えているのは、
昔よりも食べる量が
増えているからだ。
○ or ×

Q2
低カロリーのものを
食べていれば、
健康的に痩せられる。
○ or ×

Q3
野菜をたくさん
食べているから、
健康だ。
○ or ×

Q4
痩せるためには、
食べる量を減らすか、
運動するか、しかない。
○ or ×

Q5
体型は変わってきても、
体重が増えていなければ
問題ない。
○ or ×

解答は、
次のページに！！

意外に知らない、ダイエットの真実

健康的に痩せるためには、まずは正しい事実を知ることから。
あなたは何問正解できましたか？

Q1 現代人に肥満が増えているのは、昔よりも食べる量が増えているからだ。

A1 ×

肥満や生活習慣病は増えているが、実は、摂取カロリーは減っている！

肥満や生活習慣病が社会問題になっていますが、摂取カロリー（エネルギー）は、実は1970年代を頂点に減っています。つまり、現代人に肥満や生活習慣病が増えている原因は食事のカロリーだけではないことが分かります。原因として考えられているのは「**食事の内容の変化**」「**生活のリズムの変化**」「**活動量の低下**」です。

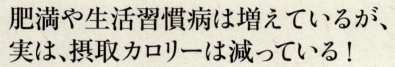

日本人の総摂取エネルギー　　出典：国民健康・栄養調査より作図

Q2 低カロリーのものを食べていれば、健康的に痩せられる。

A2 ×

代謝が落ち、リバウンドしやすい身体になることも。

明らかにカロリーオーバーの人は別ですが、現代人は、昔ほど摂取カロリーは多くないのに、消費カロリーが少ないために太っている人が多いのです。その場合、**食べるものをさらに低カロリーにしてしまうと、必要な栄養素がとれずに代謝が落ち、リバウンドしやすい身体になったり**、体調が悪くなってしまうこともあります。

Q3 野菜をたくさん食べているから、健康だ。

A3 ×

栄養バランスが偏り、必要な栄養素が不足する可能性も。

野菜は食物繊維やビタミン、ミネラル、その他の微量栄養素を含み、健康的な食事には不可欠ですが、**それだけを食べていれば健康になれるというわけではありません**。身体によいからといって、特定の食べ物「だけ」を食べていると、逆に栄養バランスが偏り、その他の必要な栄養素が不足してしまうことになります。

Q4 痩せるためには、食べる量を減らすか、運動するか、しかない。

A4

食事の「質」や生活のリズムを変えることでも痩せられる！

実は最近の研究で、食事の量が同じでも、**何を食べるか（食事の「質」）や、いつ食べるか（生活のリズム）によって太り方が違う**ことがわかってきました。食べる量を減らすと代謝が落ち、かえって太りやすくなってしまうこともあるので、まずは、食事の「質」と生活のリズムを整えて。その上で、運動をしたり、食べる量を調整することで、しっかり食べて太りにくい身体が作れます。

Q5 体型は変わってきても、体重が増えていなければ問題ない。

A5 ✕

おなか周りが太ってきた人は要注意！生活習慣病の原因になる内臓脂肪が増えているかも。

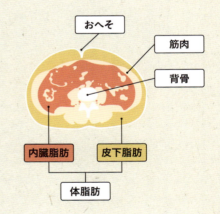

年齢とともに、筋肉が減り、体脂肪が増えやすくなります。体脂肪には、**皮下脂肪**と**内臓脂肪**があり、皮下脂肪は、指でつまむことができる脂肪で、内臓脂肪は、腸や肝臓などの内臓のまわりについている見えない脂肪です。**内臓脂肪は、たまりすぎると、高血糖や高血圧、脂質異常症などの生活習慣病の原因になる〝危険な脂肪〟**です。男性は20代から、女性は女性ホルモンが減少する更年期以降に急上昇し、見た目は太っていなくても内臓脂肪が増えていることがあります。中年以降の「ぽっこりおなか」は、この**内臓脂肪**が原因になっていることが多いので、健康のためにもおなか痩せは急務なのです。

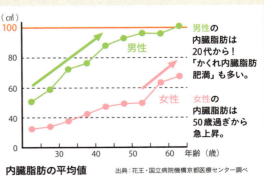

内臓脂肪の平均値　出典：花王・国立病院機構京都医療センター調べ

男性の内臓脂肪は20代から！「かくれ内臓脂肪肥満」も多い。

女性の内臓脂肪は50歳過ぎから急上昇。

おなか痩せの黄金「比」って？

花王では、1万人以上の内臓脂肪研究からぽっこりおなかの原因である内臓脂肪を減らす栄養バランスの黄金「比」を発見しました！
黄金「比」の食事は、エネルギー消費量を増やし、
しかも食べる量を減らさないので無理なく続けられます。

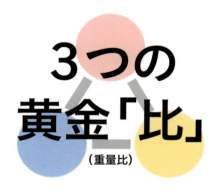

3つの黄金「比」
（重量比）

黄金「比」①
脂質を減らしてたんぱく質を増やす

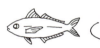 = 2.25
（日本人平均　1.21）

たんぱく質は筋肉を維持し、代謝の高い身体を作るために、積極的にとりたい栄養素です。しかし、肉でたんぱく質をとろうとすると、脂身がついてくることになったり、揚げたり炒めたりと、結果的に脂質も多くとりがちになります。**脂質を減らすことを意識しながら、たんぱく質をとることが大切です。**

基本の栄養バランス（カロリー比）
たんぱく質：脂質：炭水化物 ＝ 20：20：60
（日本人平均　15：27：58）

カロリー比とは、摂取カロリーに対する、たんぱく質、脂質、炭水化物の構成比率をいいます。厚生労働省が定める「日本人の食事摂取基準」(2015)では、たんぱく質：脂質：炭水化物はそれぞれ13〜20％：20〜30％：50〜65％となっています。黄金「比」レシピでは、その中でもたんぱく質／脂質比が最も高くなるよう、たんぱく質：脂質：炭水化物のカロリー比を20：20：60としています。また、脂質は1gあたり9 kcalと、たんぱく質、炭水化物（それぞれ4 kcal）の2倍以上のカロリーがあり、見た目の量とは違うので注意が必要です。

1万人以上の内臓脂肪研究から発見した
内臓脂肪がたまりにくい栄養素のバランス
＝
おなか痩せの黄金「比」

黄金「比」②
糖質をとるなら
食物繊維を一緒に

$\dfrac{食物繊維}{炭水化物} \geqq 0.063$

（日本人平均　0.053）

炭水化物は、糖質と食物繊維から構成され、糖質は身体を動かすエネルギーになります。しかし、パンやお菓子など、食物繊維が少なく糖質が多いものは、血糖値の急上昇などを招き体脂肪になりやすいのです。**糖質をとる時は、一緒に食物繊維を多くとることが重要**です。

黄金「比」③
脂質をとるなら
オメガ3

$\dfrac{オメガ3}{脂質} \geqq 0.054$

（日本人平均　0.04）

肥満や脂質異常症の原因になる脂質は減らしたい栄養素ですが、身体に必要なものでもあります。脂質にはいろいろな種類があり、選んでとることが大切です。**飽和脂肪酸（肉や乳製品に多く含まれる）は減らし、脂質を内臓脂肪に変えないオメガ3（魚に多く含まれるEPA・DHAなど）を積極的にとりましょう。**

※ オメガ3についてはP.72を参照。

※ 黄金「比」は、毎食達成しなければならないものではありません。それぞれの比を、現状よりも少しでも高めることが重要です。
※ 日本人平均値は「国民健康・栄養調査」（H.27）より計算しています。

早速、黄金「比」を生活に取り入れよう！

- 食べ方＆くらし方は→ P.12
- 自身の黄金「比」達成度をチェック→ P.13
- 黄金「比」の効果を知る→ P.14
- 黄金「比」レシピを使って実践→ P.16

栄養バランスを黄金「比」に近づけるための食べ方&くらし方
「スマート和食」メソッド

おなか痩せの黄金「比」が分かっても、毎日、栄養計算をするのは大変です。
そこで、花王が編み出したのが「スマート和食」メソッドという食べ方とくらし方。
おなか痩せの黄金「比」に近づくための基本の考え方です。

食事の5か条

1	食卓	毎食ごはんを中心に、**主菜1品**と、**副菜2品**をそろえる。
2	主菜	**魚と大豆製品は、それぞれ1日1回ずつ食べる。**
3	主菜	**主菜を肉にする場合は低脂肪**のものを選ぶ。 乳製品は低（無）脂肪のものを選ぶ。
4	副菜	**旬の野菜、きのこ、海藻、芋、豆、果物**などをまんべんなく食べる。
5	調理法	**油脂を使った料理は1食1品**にする。 ドレッシングやマヨネーズ、揚げ物は極力控える。塩分のとりすぎにも注意。

くらし方の3か条

1	時間	**朝食は午前8時まで、夕食は午後8時までを目指す。** 夕食がどうしても遅くなる時には？ ・夕方におにぎり等補食を食べて、夕食は軽めに。　・野菜料理から食べ始める。 ・夕食のごはんは半分に。　・夕食のおかず（特に油脂の多いもの）を減らし、 ・野菜をたっぷり添える。　　翌日の朝食にまわす。
2	間食・飲酒	**お菓子やアルコールは、あわせて1日の総摂取カロリーの1割以下を目安に楽しむ。** （目安：男性は約250kcal　女性は約200kcal） どうしてもお菓子を食べてしまう！　どうしてもアルコールを飲みたい！ ・明るいうちに食べる。　・午後9時以降は、焼酎、ウイスキーなどの蒸 ・脂質が少なく、食物繊維が多いものを選ぶ　　留酒や糖質カットのアルコールに。 　（和菓子、ドライフルーツ、昆布、ナッツなど）。　・午後9時以降は、つまみを控える。
3	調整	**週に1回は体重を測定し、増えていたら食事量や活動量を見直す。**

今の、あなたの黄金「比」達成度は？

今のあなたの生活で、黄金「比」達成に近づく食べ方&くらし方がどの程度できているか、
最も気をつけたいポイントはどこか、をチェック！
できている項目は○、できていない項目は×をつけてください。色ごとに×のついた数を数えてください。

赤	毎食、魚や肉、大豆製品、卵などが入った主菜がある	
	脂肪の多い肉（ばら肉、ロース肉、挽き肉、鶏手羽肉、鶏もも肉など）は控えている	
	脂肪の少ない肉（牛・豚のもも肉やひれ肉、鶏ささみやむね肉など）をよく食べている	
	ベーコンやソーセージ、サラミなど肉加工品は控えている	
	豆腐、納豆、大豆など大豆製品を毎日食べている	
	から揚げ、フライや天ぷらなどの揚げ物は控えている	
	牛乳やヨーグルトは、無脂肪・低脂肪のものを選んでいる	
オレンジ	毎食、主食（ごはん、パン、麺類）を食べている	
	主食にはごはんを1膳食べている（2膳以上食べない）	
	ごはんは胚芽米や五分づき米にしたり、玄米や雑穀、麦などを加えている	
	パスタやチャーハン、ラーメン、お好み焼きなど、油を使った穀類料理は控えている	
	バターやマーガリンをつけた食パンや菓子パン、惣菜パン、デニッシュは控えている	
	毎日、芋、豆（大豆・大豆製品以外）、果物を食べている	
	毎日、野菜、きのこ、海藻をまんべんなく食べている	
青	毎日、魚を食べている	
	脂肪の多い肉（ばら肉、ロース肉、挽き肉、鶏手羽肉、鶏もも肉など）は控えている	
	ベーコンやソーセージ、サラミなど肉加工品は控えている	
	1食に油を使った料理を2品以上食べない	
	牛乳やヨーグルトは、無脂肪・低脂肪のものを選んでいる	
	バターやラード、生クリームなどを使った洋菓子（クッキーやケーキ）、菓子パンなどを控えている	
	ドレッシングを作る時、オメガ3の油（えごま油、しそ油、あまに油）を使っている	
緑	朝食を起床後1時間以内に食べる	
	夕食を午後8時までに食べる	
	間食は週に2回以下だ（夕食後の間食・夜食も含む）	
	お酒を飲むのは週2回以下だ	

×の数が一番多かった色はどれでしたか？　それによってあなたの改善点が分かります。

■ 赤…　$\dfrac{たんぱく質}{脂質}$ 比を上げよう　➡　「主菜」に注意

■ オレンジ…　$\dfrac{食物繊維}{炭水化物}$ 比を上げよう　➡　「副菜」に注意

■ 青…　$\dfrac{オメガ3}{脂質}$ 比を上げよう　➡　「主菜」に注意

■ 緑…くらし方の3か条を整えて、まずは太りにくい身体へ

花王社員食堂で実証。
「スマート和食」メソッドのすごい結果!

花王の社員食堂では、2014年からこの黄金「比」メニューを「スマート和食」ランチとして取り入れています。基本的にはランチだけなので、1食を置きかえるだけですが、続々と結果が出ています!

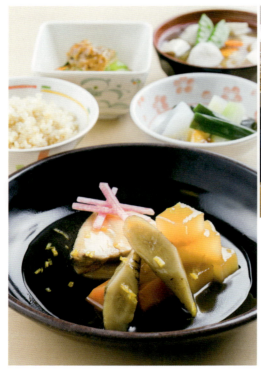

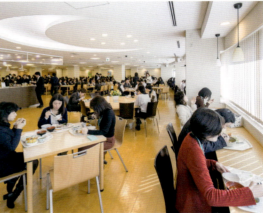

花王社員食堂(写真右上)のある日の黄金「比」メニュー「スマート和食」ランチ(写真左)。主菜が「ぶり大根」、副菜が「青梗菜とキャベツのえのきがけ」「ねぎと白コンニャクの柚子みそがけ」。これに、けんちん汁と玄米ごはんがつく。カロリーは638kcalで、男性社員でも大満足のボリューム感。

社員レポート
「スマート和食」でこんなに変わった!
＊年齢は当時のものです。

我慢をしすぎなかったのがよかった

お昼に「スマート和食」ランチを食べる以外には、朝食をパンからごはんに替えたり、バターやドレッシングなどを控えたり、寝る前に食べるのを自粛したくらい。また、携帯の待ち受けを「食べるとよいものリスト」に変えて、常に意識するようにしました。それだけで、内臓脂肪が減り、血液データも改善。「スマート和食」ランチを食べることで、それ以外の時も食べる量や品数の目安が分かるようになり、また、いつもカロリー表示を見るようになりました。

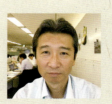

薄井さん (52歳・男性)
体重　　-2.7kg
内臓脂肪　-37cm²

3か月で最大、腹囲-9.8cm、内臓脂肪-61cm²！

花王では、50名以上の社員を対象に、「スマート和食」メソッドの食事指導と、社員食堂で「スマート和食」ランチを食べてもらうことで、3か月間で体重や内臓脂肪がどう変わるかを検証しました。

その結果、3か月で内臓脂肪は平均で-10cm²！ 最も効果のあった人は、おなか周りが9.8cm、内臓脂肪が61cm²も減りました。さらに、「スマート和食」ランチを食べた回数の多い人のほうが大きな効果が現れました。この成果をもとに、今では全国8か所の社員食堂で「スマート和食」ランチを提供しています（2018年3月現在）。

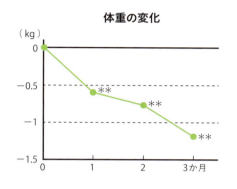

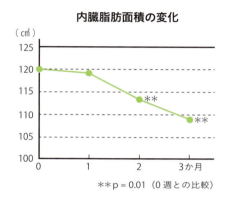

**p = 0.01（0週との比較）

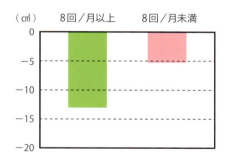

体験者の効果実感ランキング

1位	おなか周りがすっきりした
2位	腹持ちがいい
3位	体が軽くなった
4位	健診結果が良くなった
5位	便通が良くなった
	胃腸の調子が良くなった

n = 57
平均年齢 48.3 ± 8.6
平均BMI 25 ± 2.8

おやつは明るいうちに、残業の時は夕方におにぎり

特に何かを大きく変えたということはなく、ランチを「スマート和食」にして、日常生活では、「スマート和食」メソッドの食事の5か条を中心に、野菜、きのこ、海藻などの食材をまんべんなく食べるよう心掛けました。おやつは明るいうちに食べたり、残業で夕食が遅くなる時は、夕方におにぎり1個を食べて、その分、夕食を少なめに。また、毎日体重を測るようにしました。アルコールや甘いものは好きだから、やめられなかったけれども、内臓脂肪-14cm²を達成！

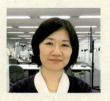

竹内さん（50歳・女性）
体重 -1.3 kg
内臓脂肪 -14 cm²

主菜1品、副菜2品を
おなか痩せの

花王の社員食堂でも続々とおなか痩せの成功者が出ている
黄金「比」を使った「スマート和食」メソッド。
本書は、面倒な栄養計算をしなくても、主菜から1品、副菜から2品を選ぶだけで、
どんな組み合わせでも自動的に黄金「比」の献立が自宅で実現できます。
早速、今日からご家庭でチャレンジしてください！

step1
主食はごはん1膳

主食の基本となるごはん1膳は、
麦ごはんや玄米、雑穀米が
おすすめです。
ごはんの量（炊き上がり）は下記を目安
に、ご自身にあった量を選んでください。

- ◎ 180g（約300kcal）
  1/2合くらい（お茶碗大盛り）
- ◎ 150g（約250kcal）
  お茶碗1杯くらい
- ◎ 100g（約165kcal）
  コンビニおにぎり1個分くらい

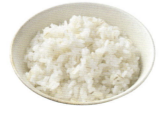

step2
主菜1品を選ぶ

「主菜（魚介・肉・大豆製品）のレシピ」
（P.24〜36の主菜、P.42〜57）から
1品を選んでください。少なくとも、
2回に1回は魚介のレシピを
選びましょう。

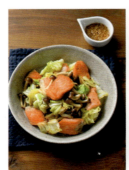
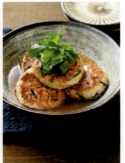

選ぶだけ！
黄金「比」レシピ

step3
副菜2品を選ぶ

「副菜（野菜・きのこ・海藻・豆）の
レシピ」（P.24～36の副菜、P.62～71)
から2品を選んでください。

step4
黄金「比」の完成！

左記1～3を組み合わせて
献立を作ります。
3品作る時間がない時は、
「1品で黄金『比』のレシピ」（P.76～83）
から1品を選ぶだけでもOKです。

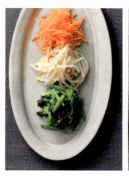
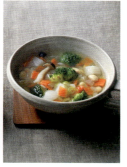
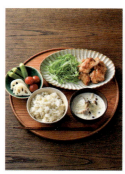
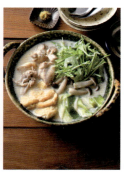

＊献立の栄養成分値は麦ごはん（3割置きかえ）180gで計算しています（P.22参照）。
＊オメガ3／脂質比は、魚の献立以外では達成しない場合があります。
＊献立としての黄金「比」の達成は75％以上としています。

本書の黄金「比」レシピを実践するために
常備しておくと便利な食材リスト

本書のレシピを実際に作るために、常備しておくと便利な食材をまとめました。
レシピの材料がない時でも、食感などが似ていて置きかえができそうなものを
グループでまとめていますので、それも参考にしてください。
（置きかえると、栄養価は多少変わります。）

生鮮食品

魚介・肉 大豆製品・卵 など

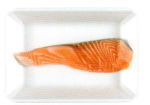

白身魚・赤身魚

高たんぱく、低脂質の魚。
さけ、たい、たら、かつお、
まぐろ（赤身）など。

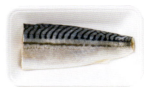

青魚

オメガ3（EPA・DHA）が
豊富に含まれる。
さば、あじ、さんま、いわしなど。

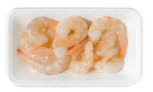

えび

高たんぱく、低脂質。
冷凍があると便利。
ほたて、いか、たこなどでも。

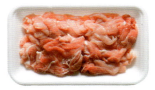

牛・豚のもも肉

高たんぱく、低脂質。
薄切りが使いやすい。

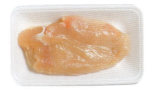

鶏肉（皮なし）

高たんぱく、低脂質。
むね肉が◯。もも肉でも皮をとれば
カロリーは半分に。

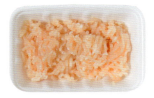

鶏むね挽き肉

他の肉の場合は脂の少ない
赤身を選ぶように。

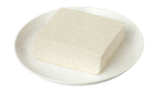

大豆製品

豆腐、厚揚げ、油揚げなど。
油で揚げているものは控えめに。

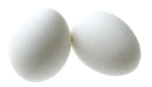

卵

たんぱく質源が何もない時の
お助け食材としてすぐれもの。

野菜など	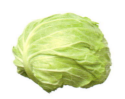 **キャベツ** 生でも加熱してもおいしい主役にも脇役にもなれる野菜。白菜でも。	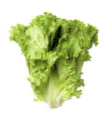 **レタス** 付け合せに便利。水菜、ベビーリーフ、サニーレタスなどでも。	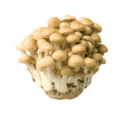 **きのこ** 食物繊維が多く、旨みも。しめじ、しいたけ、まいたけ、えのき、マッシュルームなど。
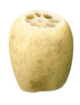 **根菜類** 歯ごたえアップで満足感もアップ。れんこん、大根、ごぼう、人参、かぶなど。	 **玉ねぎ** 長期間の保存がきくので、常備しておくと便利。紫玉ねぎでも。	 **芋類** 炭水化物が多いので、腹持ちがよい。じゃが芋、さつま芋、里芋など。	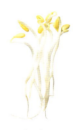 **もやし** 食物繊維が多く、家計に優しいお助け食材。
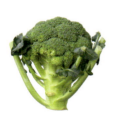 **ブロッコリー** 食物繊維が多く食べごたえある緑黄色野菜。オクラ、アスパラガスなどでも。	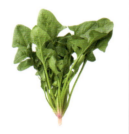 **青菜** 食物繊維が多い緑黄色野菜。ほうれん草、小松菜、春菊など。	 **トマト** 栄養価もすぐれている上、手軽に料理の彩りもアップ。プチトマトでも。	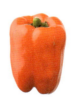 **パプリカ・ピーマン** カラフルな緑黄色野菜。赤もしくは黄のパプリカ、ピーマンなど。
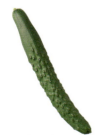 **きゅうり** どんな味とも相性がよく、切って和えるだけで副菜になるお手軽野菜。	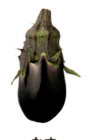 **なす** 加熱するとすぐに味がしみやすく、具として便利。ズッキーニでも。	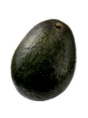 **アボカド** 食物繊維が多いが、脂質も多い。油が少ない料理などに合わせて。	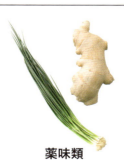 **薬味類** 味のアクセントになり減塩にも。しょうが、にんにく、大葉、白ねぎ、青ねぎ、セロリなど。

常備食材

缶詰

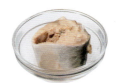
魚缶
鮮魚を買いに行けない時に便利なオメガ3源。さば缶、さけフレーク、ツナ缶など。

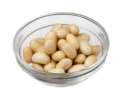
豆缶
たんぱく質、食物繊維ともに◎。そのまま使えて便利。大豆、ミックスビーンズなど。

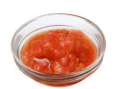
トマト缶
トマトベースのソースやスープなど広く使えるが、塩分が意外に高いので注意。

乾物

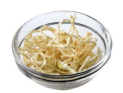
切り干し大根
食物繊維が多く、水で戻すだけで食べられる。野菜が足りない時にも手軽な副菜に。

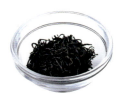
海藻
ちょい足しで食物繊維もアップ、旨みもアップ。ひじき、わかめ、海苔など。

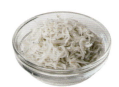
しらす
たんぱく質アップにも、旨みアップにも◎。素干しえび、かつおぶしでも。

調味料 その他

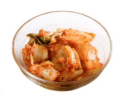
キムチ
加えるだけで、野菜も味もプラスされ、調味料代わりになる漬物。

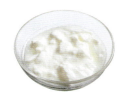
乳製品
コクは出るが脂質が高い。低脂肪のものや豆乳に替えると◎。ヨーグルト、牛乳、チーズ、バターなど。

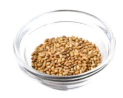
ごま
脂質が意外に高いので控えめに。白ごま、黒ごまはお好みで使いわけて。

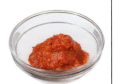
豆板醤
旨みのある辛さが出せる。甜麺醤、コチュジャン、ナンプラーなどでも。

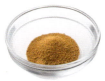
スパイス
味のアクセントになり、減塩にも。カレー粉、ナツメグ、パプリカパウダーなど。

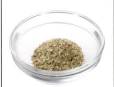
ハーブ
味のアクセントになり、減塩にも。ハーブミックス、バジル、ローリエなど。

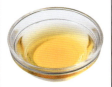
酢
肉をジューシーにしたり、減塩にも。米酢、ワインビネガーなど。レモン汁でも。

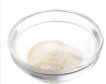
砂糖
少量で甘味とコクが出るきび砂糖がおすすめだが、三温糖、てんさい糖、上白糖などお好みで。

＊これ以外にも基本調味料は必要です。

買い物をする時は、こんなイメージで！

黄金「比」レシピを実践していくためには、
それぞれの食材のボリューム感が分かると便利。
たとえば、買い物の時にも、買い物かごを
下記の比率で埋めていくようなつもりで
食材を買うと、黄金「比」レシピを作りやすくなります。

黄金「比」レシピを作りやすくする、買い物かごバランス

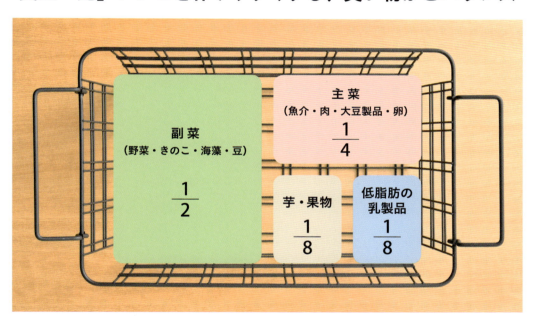

＊同じゾーンにあるものは、なるべくいろいろな種類の食材をバランスよく買う。
＊米、麦などの主食と調味料は、必要な時にプラスする。

＊「買い物かごバランス」は（有）クオリティライフサービスが発案したものです。

この本のレシピの見方

● 記載されている栄養成分値は、1人分を基本とし、材料の重量（g）を基準に計算しています。調味料などの重量換算は右の表をご覧ください。ごはんについては、特に記載がない場合は1人分を麦ごはん180g（炊き上がり）として計算しています。〈付け合せ〉として書いてある材料に関しては、計算に入れていません。

● 栄養価は『日本食品標準成分表2015年版（七訂）』に基づいています。（P.41の表のみ『五訂』に基づく）

● n-3系脂肪酸はオメガ3と記載しています。

● 材料に関しては、目安の量と重量（g）を併記していますが、正確に作りたい場合には重量を量ってください。

● 大さじ1は15cc（ml）、小さじ1は5cc（ml）、米1合は180cc（ml）です。

● 電子レンジの加熱時間は500Wを基準にしています。機種によって違いがありますので、様子を見ながら調整してください。

● 目安の調理時間は食材や調理器具の条件によって変わってきますので、様子を見ながら調整してください。

● 野菜の下処理などは記載を省いているものもあります。また、豆腐の水切りは、いろいろな方法がありますが、キッチンペーパーに包んで耐熱容器に入れ、ラップをふんわりとかけ電子レンジで加熱するのが早いです。豆腐1丁（300g）の場合（500W 3分～）。

＊現在、病気療養中の方や体質によっては、この本の食事法があてはまらないこともあります。その場合は、必ず、主治医や管理栄養士の指示に従ってください。

＊生活改善の効果には個人差があります。この本は内臓脂肪低減を保証するものではありません。

調味料などの重量表（g）

	小さじ1（5cc）	大さじ1（15cc）
酒	5	15
酢	5	15
ワイン	5	15
牛乳	5	15
しょうゆ	6	18
みりん	6	18
みそ	6	18
塩	6	18
きび砂糖	3	9
はちみつ	7	21
植物油	4	12
薄力粉	3	9
片栗粉	3	9
パン粉	1	3
粉チーズ	2	6
炒りごま	3	9
すりごま	3	8
マヨネーズ	4	12
トマトケチャップ	5	15
ウスターソース	6	18
カレー粉	2	6
コンソメ（顆粒）	3	8
鶏がらスープの素	3	8
和風だしの素	3	9
ナンプラー	6	18
豆板醤・甜麺醤・コチュジャン	4	12
にんにく（すりおろし）	4	12
しょうが（すりおろし）	4	12
レモンのしぼり汁	5	15

麦ごはんの炊き方

この本では3割置きかえの麦ごはんを基本としています。白米の約1/3の量を押し麦に置きかえ、白米を炊くのと同様の要領で炊いてください。

麦ごはん（3割置きかえ）180g

エネルギー 289 kcal
たんぱく質 5.0 g
脂質 0.8 g（うちオメガ3　0.0 g）
炭水化物 63.7 g（糖質 61.0 g　食物繊維 2.7 g）
塩分相当量 0.0 g

黄金「比」
レシピで
1週間

黄金「比」レシピを使った1週間の献立例をご紹介。
基本は麦ごはんに主菜1品、副菜2品。
かなりのボリュームで大満足です！
忙しい時は手を抜いて、余裕のある時はちょっと手をかけて。

Monday

主菜
保存袋に漬けておけば、あとは焼くだけ
鶏のみそ照り焼き

エネルギー 259 kcal
たんぱく質 29.6 g
脂質 11.7 g（うちオメガ3　0.4 g）
炭水化物 5.5 g（糖質 5.2 g　食物繊維 0.3 g）
塩分相当量 1.5 g

材料（2人分）
鶏もも肉（皮なし）…300 g
A ｜ 白みそ…小さじ 2
　｜ しょうゆ…小さじ 2
　｜ みりん…小さじ 2
　｜ 水…大さじ 1
なたね油…小さじ 2
〈付け合せ〉
水菜

作り方
1. 鶏肉は余分な水気と脂肪を除き、包丁で切り込みを入れ厚みを均一にし、2等分に切り、フォークで数ヶ所穴をあける。
2. ビニール袋に鶏肉とAを入れてもみ込み、冷蔵庫でなじませる（約30分）。焼く直前に軽くキッチンペーパーで水気を除く。漬け汁は取っておく。
3. フライパンになたね油を熱し、鶏肉を入れ、中火で焼く。焼き色がついたら裏返して弱火にし、フタをして焼く（約5分）。
4. 2の漬け汁を加え、中火で煮詰める。鶏肉を取り出し、ひとくち大に切る。
5. 器に盛り付け、付け合せを添える。
＊鶏もも肉は、牛や豚のもも肉、さけやぶりに替えても。

副菜
多めに作って保存すると便利
彩り野菜のピクルス

エネルギー 61 kcal
たんぱく質 2.1 g
脂質 0.3 g（うちオメガ3　0.0 g）
炭水化物 13.9 g（糖質 10.5 g　食物繊維 3.4 g）
塩分相当量 0.8 g

材料（2人分）
オクラ…10 本（100 g）
れんこん（厚さ 1cm の半月切り）…小 1/3 節（50 g）
プチトマト…6 個（60 g）
A ｜ 酢…大さじ 2
　｜ レモンのしぼり汁…小さじ 2
　｜ はちみつ…小さじ 1
　｜ 塩…小さじ 1/4
　｜ 黒こしょう…12 粒

作り方
1. オクラはガクを一周むいて板ずりし、1ヶ所切り込みを入れる。水にさっとくぐらせ耐熱容器に入れ、ラップをふんわりとかけ、電子レンジで加熱する（500W 2分〜）。
2. れんこんは酢少々（分量外）を加えた熱湯で茹で、ザルに上げ、水気を切る。
3. 1・2が温かいうちにボウルに合わせたAに入れて混ぜ、プチトマトを加え、漬け込む（30分〜）。
4. 器に盛り付ける。

副菜
牛乳とみそって合うんです！
ミルク豚汁

エネルギー 90 kcal
たんぱく質 8.1 g
脂質 1.9 g（うちオメガ3　0.0 g）
炭水化物 12.7 g（糖質 9.6 g　食物繊維 3.1 g）
塩分相当量 1.0 g

材料（2人分）
豚もも薄切り肉（幅 3cm）…20 g
玉ねぎ（薄切り）…1/6 個（40 g）
A ｜ しめじ（小房）…1 パック（100 g）
　｜ 大根（いちょう切り）…1.5 cm（50 g）
　｜ 低脂肪牛乳…150 cc
　｜ 水…200 cc
　｜ にんにく（すりおろし）…小さじ 1/4
　｜ しょうが（すりおろし）…小さじ 1/4
みそ…大さじ 1
黒こしょう…少々

作り方
1. 鍋に豚肉を入れて火にかけ、色が変わったら玉ねぎを加え、しんなりとするまで炒める。
2. Aを加え、沸騰したら弱火にし、加熱する（約5分）。
3. 火を弱め、みそを溶き入れて黒こしょうで味をととのえる。
4. 器に盛り付ける。
＊多めに作れば次の日の朝ごはんにも◎。

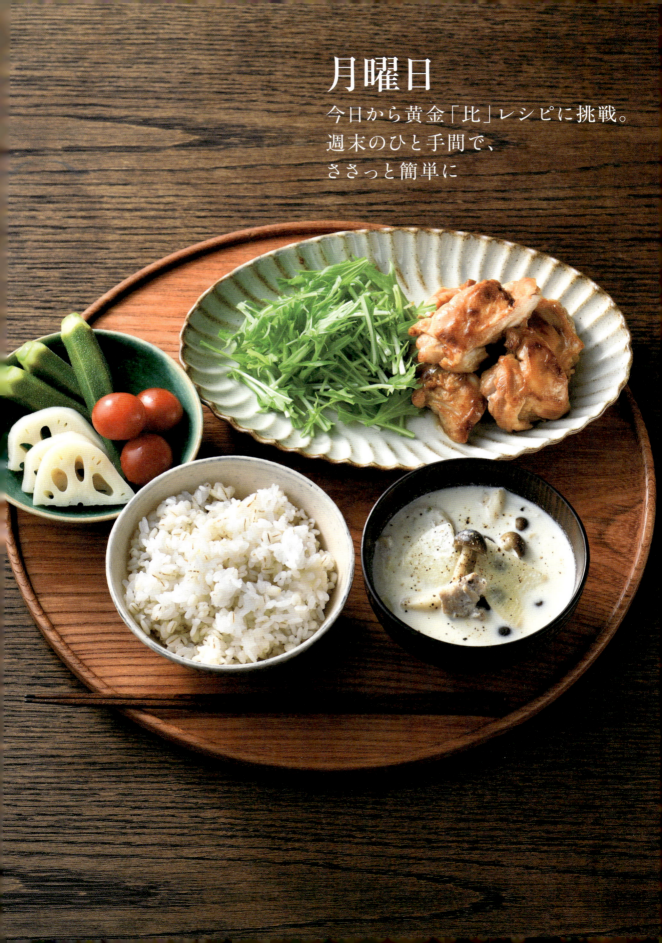

月曜日

今日から黄金「比」レシピに挑戦。
週末のひと手間で、
ささっと簡単に

Tuesday

ごはんにもお酒にも合う [主菜]
さけのガーリックレモン焼き

エネルギー 195 kcal
たんぱく質 23.3 g
脂質 8.7 g（うちオメガ3 1.0 g）
炭水化物 2.8 g（糖質 2.4 g　食物繊維 0.4 g）
塩分相当量 1.1 g

材料（2人分）
- 生ざけ（切り身）…2切れ（200 g）
- 塩…少々
- 黒こしょう…少々
- なたね油…大さじ1/2
- A
  - レモンのしぼり汁…小さじ1
  - にんにく（すりおろし）…小さじ1/2
  - 酒…大さじ1
  - きび砂糖…小さじ1/2
  - しょうゆ…大さじ1/2
- 白炒りごま…小さじ2
- 〈付け合せ〉
- 焼いたししし唐辛子
- レモン

作り方
1. 生ざけに塩・黒こしょうをふる。Aは合わせておく。
2. フライパンになたね油を熱し、さけを片面1分ずつ焼く（中火）。
3. フタをして1〜2分蒸し焼きにする。
4. Aを加え、全体にからめながら加熱する。
5. 器に盛り付け、白炒りごまをちらし、付け合せを添える。

＊さけは、えびやほたてに替えても。

見た目もきれいな小さなおかず [副菜]
トマトと春菊の白和え

エネルギー 53 kcal
たんぱく質 3.6 g
脂質 1.3 g（うちオメガ3 0.1 g）
炭水化物 8.2 g（糖質 5.7 g　食物繊維 2.5 g）
塩分相当量 0.5 g

材料（2人分）
- 白和えのもと（P.65 参照）…大さじ2強
- プチトマト…12個（120 g）
- 春菊…1/2束（100 g）
- 塩…少々

作り方
1. プチトマトはヘタを除き、包丁で切り込みを入れ、湯むきする。
2. 春菊は水にさっとくぐらせ耐熱容器に入れ、ラップをふんわりとかけ、電子レンジで加熱し（500W 2分〜）、冷水に取って水気をしぼる。長さ5cmに切り、もう一度水気をしぼる。
3. ボウルに白和えのもと・プチトマト・春菊を入れて混ぜ、塩で味をととのえる。
4. 器に盛り付ける。

しょうが入りであたたまる [副菜]
根菜のみそ汁

エネルギー 59 kcal
たんぱく質 2.9 g
脂質 0.5 g（うちオメガ3 0.1 g）
炭水化物 11.9 g（糖質 8.5 g　食物繊維 3.4 g）
塩分相当量 1.4 g

材料（2人分）
- A
  - れんこん（いちょう切り）…小1/3節（50 g）
  - 大根（いちょう切り）…2cm（80 g）
  - 人参（いちょう切り）…小1/3本（50 g）
  - だし汁…400 cc
  - しょうが（みじん切り）…1/2片（5 g）
- みそ…大さじ1
- 青ねぎ（小口切り）…適量

作り方
1. れんこんは水にさらし（約5分）、アクを除く。
2. 鍋にAを入れ加熱し、沸騰したらアクを除いて弱火にし、野菜がやわらかくなるまで煮る。
3. 火を弱め、みそを溶き入れる。
4. 器に盛り付け、青ねぎをちらす。

＊味がうすく感じたら、しょうがや一味唐辛子をプラスして。

火曜日

マンネリになりがちな焼魚も
ガーリックレモン味なら
おしゃれに、おいしく！

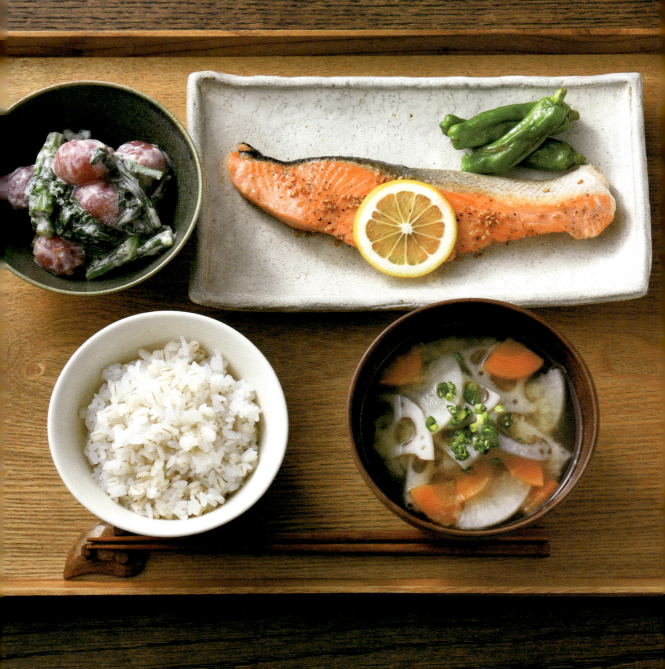

Wednesday

酸味がさわやかでさっぱり 主菜
トマト麻婆豆腐

エネルギー 215 kcal
たんぱく質 21.5 g
脂質 7.9 g（うちオメガ3　0.5 g）
炭水化物13.2 g（糖質10.3 g　食物繊維2.9 g）
塩分相当量 1.3 g

材料（2人分）
鶏むね挽き肉…100 g
絹ごし豆腐（1.5～2cm角）…1丁（300 g）
A ┃ 白ねぎ（みじん切り）…1/3本（30 g）
　┃ しょうが（みじん切り）…1片（10 g）
　┃ 豆板醤…小さじ1
　┃ なたね油…小さじ1
甜麺醤…小さじ1
B ┃ カットトマト（缶）…1/2缶（200 g）
　┃ 鶏がらスープの素…小さじ1/2
　┃ 水…大さじ2
C ┃ 酒…小さじ2
　┃ しょうゆ…小さじ1
　┃ 白ねぎ（みじん切り）…1/6本（15 g）
片栗粉…小さじ1
水…小さじ2
青ねぎ（小口切り）…4本（20 g）

作り方
1. 片栗粉と水は合わせておく（水溶き片栗粉）。
2. 鍋に **A** を入れて香りがするまで炒める（中火3分～）。
3. 鶏挽き肉を加え、パラパラになるまでしっかり炒める（強火）。一度火を止めて甜麺醤を加えて炒める。
4. **B** を加えて沸騰させ、煮る（中火5分～）。
5. 絹ごし豆腐と **C** を加え、ひと煮立ちさせ、水溶き片栗粉でとろみをつける。
6. 器に盛り付け、青ねぎをちらす。
＊カットトマトを加えた後にしっかりと水分を飛ばすのがポイント。

和えるだけでボリュームの1品 副菜
海藻と水菜のサラダ

エネルギー 63 kcal
たんぱく質 3.0 g
脂質 2.8 g（うちオメガ3　0.0 g）
炭水化物 7.9 g（糖質 3.8 g　食物繊維 4.1 g）
塩分相当量 0.8 g

材料（2人分）
中華だれ（P.66参照）…大さじ2弱
大根（せん切り）…2.5 cm（100 g）
水菜…1/2袋（50 g）
わかめ（乾燥）…2 g
プチトマト（4等分）…2個（20 g）
白炒りごま…小さじ1

作り方
1. わかめは水で戻し、水気を切る。
2. ボウルに中華だれ・大根・水菜・わかめ・プチトマトを入れて混ぜる。
3. 器に盛り付け、白炒りごまをちらす。

レンジで手早くできる 副菜
きのこのナムル

エネルギー 67 kcal
たんぱく質 3.5 g
脂質 2.8 g（うちオメガ3　0.2 g）
炭水化物 7.7 g（糖質 3.9 g　食物繊維 3.8 g）
塩分相当量 0.6 g

材料（2人分）
ナムルだれ（P.62参照）…小さじ2
しめじ（小房）…2パック（200 g）
まいたけ（小房）…1パック（100 g）

作り方
1. しめじ・まいたけは水にさっとくぐらせ耐熱容器に入れ、ラップをふんわりとかけ、電子レンジで加熱し（500W 約2分）、水気を切る。
2. ボウルにナムルだれと **1** を入れて混ぜる。
3. 器に盛り付ける。
＊えのきを加えてもおいしい。

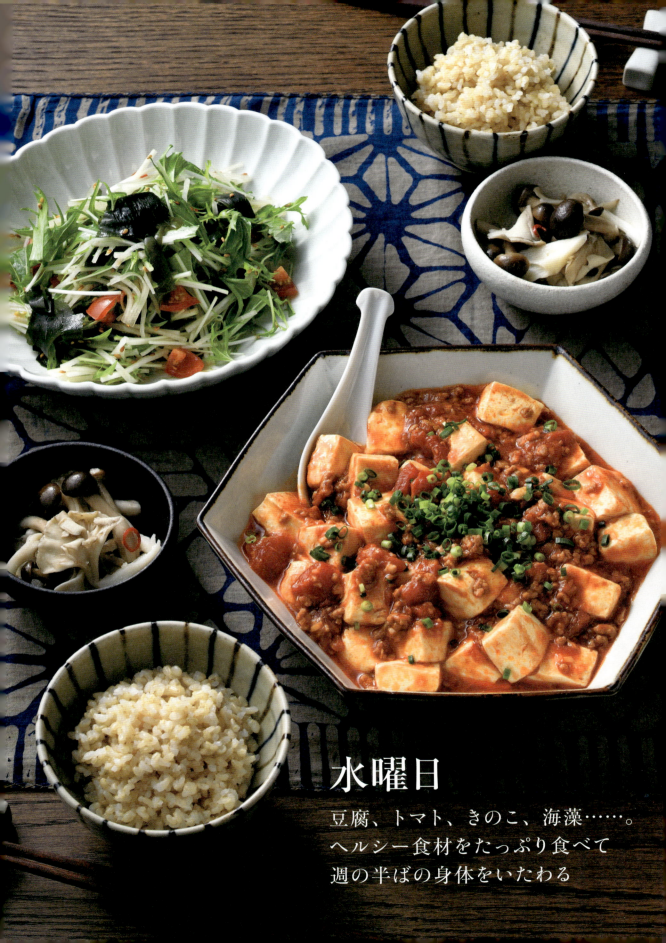

水曜日

豆腐、トマト、きのこ、海藻……。
ヘルシー食材をたっぷり食べて
週の半ばの身体をいたわる

Thursday

かつおのカルパッチョ

お刺身がボリュームメインに 主菜

エネルギー 211 kcal
たんぱく質 25.5 g
脂質 9.3 g（うちオメガ3　1.6 g）
炭水化物 4.6 g（糖質 4.0 g　食物繊維 0.6 g）
塩分相当量 0.8 g

材料（2人分）
かつお（ひとくち大のそぎ切り）…200 g
A｜酢…大さじ1
　｜レモンのしぼり汁…大さじ1
　｜きび砂糖…小さじ1
　｜塩…小さじ1/4
　｜黒こしょう…少々
エキストラバージンオリーブオイル
　　　　…大さじ1/2
赤パプリカ（5mm角）…1/4個（40 g）
きゅうり（5mm角）…1/2本（50 g）
〈付け合せ〉
水菜
大根

作り方
1. ボウルにAを入れて、混ぜ合わせ、オリーブオイルを少しずつ加えながらさらに混ぜ合わせる。
2. 赤パプリカ・きゅうりを加え、混ぜる。
3. 器にかつおと付け合せを彩りよく盛り付け、2をのせる。
＊かつおはお好みの刺身に替えても。

ブロッコリーとえびのサラダ

ツナドレッシングと和えるだけ 副菜

エネルギー 80 kcal
たんぱく質 8.9 g
脂質 2.9 g（うちオメガ3　0.1 g）
炭水化物 5.4 g（糖質 2.7 g　食物繊維 2.7 g）
塩分相当量 0.4 g

材料（2人分）
ツナドレッシング（P.63 参照）…1/2カップ強
ブロッコリー（小房）…1/3株（100 g）
むきえび…5尾（20 g）

作り方
1. むきえびは熱湯で茹で、水気を切る。
2. ブロッコリーは耐熱容器に入れ、ラップをふんわりとかけ、電子レンジで加熱し（500W 1分20秒〜）、冷ます。
3. ボウルにツナドレッシング・ブロッコリー・むきえびを入れて混ぜ、器に盛り付ける。
＊むきえびは、冷凍のシーフード（ほたて、いか）などに替えても。

小松菜としめじのスープ

しょうががきいたシンプルな味 副菜

エネルギー 47 kcal
たんぱく質 2.9 g
脂質 3.1 g（うちオメガ3　0.0 g）
炭水化物 4.9 g（糖質 1.7 g　食物繊維 3.2 g）
塩分相当量 0.8 g

材料（2人分）
小松菜（長さ 3cm）…1/2束（100 g）
しめじ（小房）…1パック（100 g）
A｜水…300 cc
　｜鶏がらスープの素…小さじ1
　｜しょうが（すりおろし）…小さじ1
塩…少々
黒こしょう…少々
ごま油…小さじ1/2
白炒りごま…小さじ2

作り方
1. 鍋にAを入れて熱し、沸騰したら小松菜の茎・しめじを加え、煮る。
2. 再び沸騰したら小松菜の葉を加え煮る。
3. 塩・黒こしょうで味をととのえ、ごま油をまわし入れる。
4. 器に盛り付け、白炒りごまをちらす。

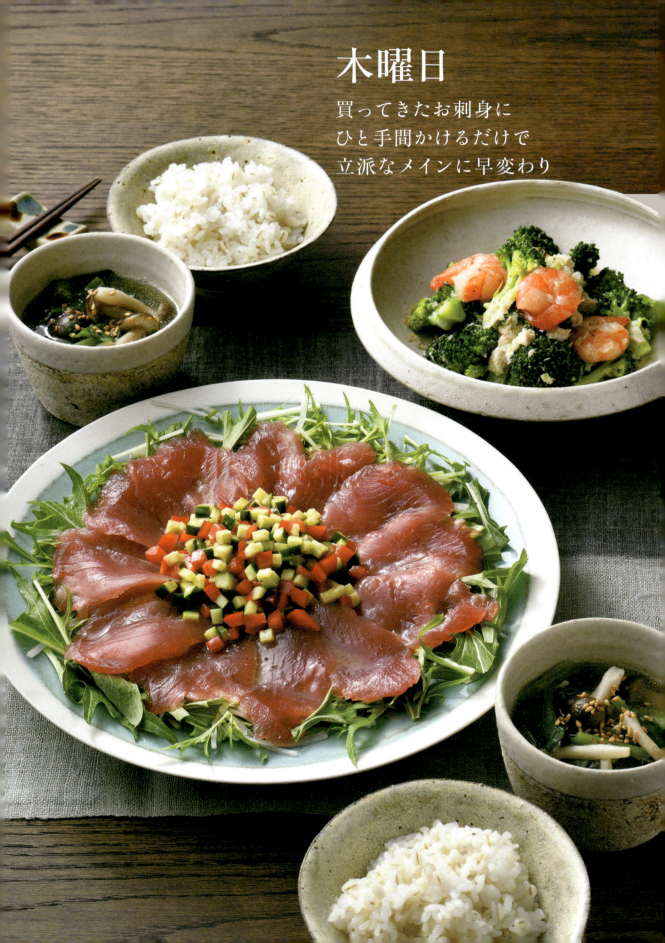

木曜日

買ってきたお刺身に
ひと手間かけるだけで
立派なメインに早変わり

Friday

炊飯器ひとつで黄金「比」達成！
カオマンガイ

エネルギー 560 kcal
たんぱく質 32.1 g
脂質 6.7 g（うちオメガ3　0.1 g）
炭水化物 90.9 g（糖質 83.6 g　食物繊維 7.3 g）
塩分相当量 1.8 g

材料（2人分）
米…170 cc（140 g）
押し麦…100 cc（60 g）
玉ねぎ（みじん切り）…1/4個（60 g）
A ┃ コーン（缶・水気を除く）…1/2缶（30 g）
　┃ 水…220 cc
　┃ 鶏がらスープの素…小さじ1/2
　┃ しょうが（すりおろし）…小さじ1/2
　┃ 塩…少々
　┃ 黒こしょう…少々
鶏もも肉（皮付き）…200 g
B ┃ きび砂糖…小さじ1
　┃ しょうが（すりおろし）…小さじ1/2
　┃ にんにく（すりおろし）…小さじ1/2
　┃ みそ…小さじ1
　┃ コチュジャン…小さじ1
　┃ ナンプラー…小さじ1/2
　┃ 酢…小さじ1
サニーレタス（ひとくち大）…4枚（80 g）
トマト（くし形切り）…小1/2個（60 g）
ブロッコリー（小房）…1/4株強（80 g）

作り方
1. 米は洗米、吸水（30分～）後、水気を切っておく。
2. 玉ねぎとブロッコリーはそれぞれ耐熱容器に入れ、ラップをふんわりとかけ、電子レンジで加熱する（500W 1分30秒～）。
3. **B**を合わせておく（ソース）。
4. 炊飯器に米・押し麦・玉ねぎと**A**を入れて混ぜ、平らにならす。
5. 鶏肉の皮面を下にしてのせ、炊く。
6. 炊き上がったら鶏肉を取り出し、皮を取り除き、食べやすい大きさに切る。
7. 器にごはんを盛り付け、鶏肉・サニーレタス・トマト・ブロッコリーと**3**のソースを添える。

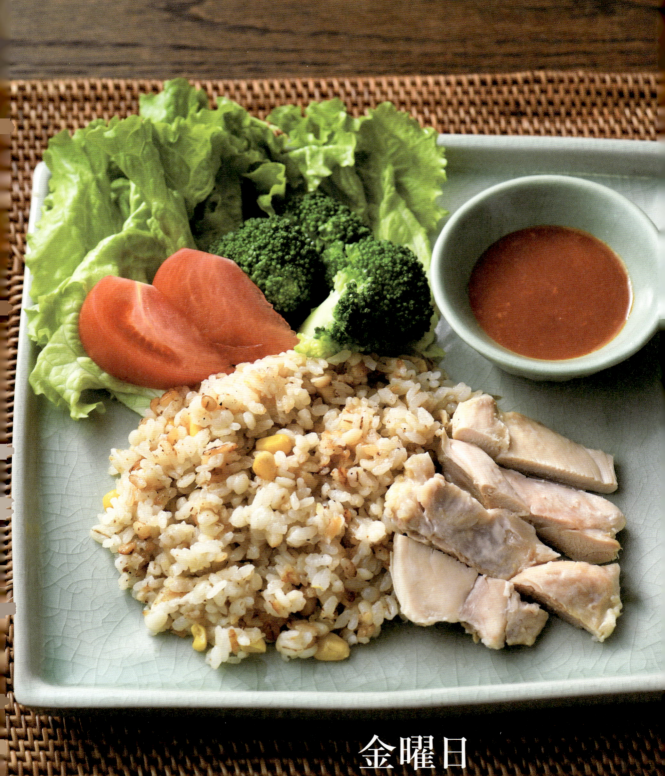

金曜日

疲れもマックス！
余力のない日は、
1品で黄金「比」になる一皿で

Saturday

イタリアンの人気メニューをお手軽に　主菜
あじのアクアパッツァ風

エネルギー 194 kcal
たんぱく質 18.6 g
脂質 8.9 g（うちオメガ3　1.3 g）
炭水化物 5.5 g（糖質 4.2 g　食物繊維 1.3 g）
塩分相当量 1.3 g

材料（2人分）
あじ…2尾（1尾 150 g 前後）
A｜塩…少々
　｜黒こしょう…少々
　｜酒…小さじ2
にんにく（みじん切り）…1片（10 g）
赤唐辛子（乾燥）…1本
なたね油…小さじ2
白ワイン…大さじ2
水…200 cc
ローリエ…1枚
塩…小さじ1/4
黒こしょう…少々
プチトマト…8個（80 g）
ブラックオリーブ（輪切り）…4個（12 g）
〈付け合せ〉
イタリアンパセリ
レモン

作り方
1. あじはウロコ・エラ・内臓を除いて水で洗い、飾り包丁を入れる。Aをふってしばらくおいて（10分〜）、水気を除く。
2. 鍋ににんにく・赤唐辛子・なたね油を熱し、よい香りが出たら、あじを飾り包丁を入れた面から焼き、両面に焼き色をつける。
3. 白ワインを加えてアルコール分を飛ばし、水・ローリエを入れ、加熱する（弱〜中火5分〜）。
4. プチトマト・ブラックオリーブを加えて温め、塩・黒こしょうで味をととのえる。
5. 器に盛り付け、付け合せを添える。
＊あじは、たいなどの白身魚に替えても。

パクパク箸が止まらない　副菜
焼き野菜のさっぱりマリネ

エネルギー 86 kcal
たんぱく質 3.1 g
脂質 2.3 g（うちオメガ3　0.0 g）
炭水化物 16.3 g（糖質 11.7 g　食物繊維 4.6 g）
塩分相当量 0.2 g

材料（2人分）
酢しょうがのもと（P.67 参照）…大さじ2強
A｜れんこん（ひとくち大）…小1/3節（50 g）
　｜赤パプリカ（ひとくち大）…2/3個（100 g）
　｜なす（ひとくち大）…1本（100 g）
　｜しいたけ（ひとくち大）…5枚（100 g）
オリーブオイル…小さじ1

作り方
1. フライパンにオリーブオイルを熱し、Aを炒める。
2. ボウルに酢しょうがのもとを入れ、1が温かいうちに加え、漬ける。
3. 器に盛り付ける。

簡単シーザードレッシングが絶品！　副菜
グリーンサラダ 〜シーザードレッシング〜

エネルギー 59 kcal
たんぱく質 3.3 g
脂質 2.7 g（うちオメガ3　0.2 g）
炭水化物 6.8 g（糖質 4.5 g　食物繊維 2.3 g）
塩分相当量 0.5 g

材料（2人分）
グリーンアスパラガス…4本（100 g）
ベビーリーフ…2袋（100 g）
プチトマト（縦半分）…6個（60 g）
A｜マヨネーズ（カロリーハーフ）…大さじ1
　｜牛乳…小さじ1
　｜にんにく（すりおろし）…小さじ1/4
　｜レモンのしぼり汁…小さじ1/2
　｜きび砂糖…小さじ1/2
　｜粉チーズ…小さじ2
　｜塩…少々
　｜黒こしょう…少々

作り方
1. グリーンアスパラガスは、根元を1cmほど切りピーラーで硬い部分を除き、斜め切りにする。水にさっとくぐらせてから、耐熱容器に入れ、ラップをふんわりとかけ、電子レンジで加熱する（500W 1分30秒〜）。
2. ボウルにAを入れ、混ぜ合わせる。
3. 器に1とベビーリーフ・プチトマトを彩りよく盛り付け、2を添える。

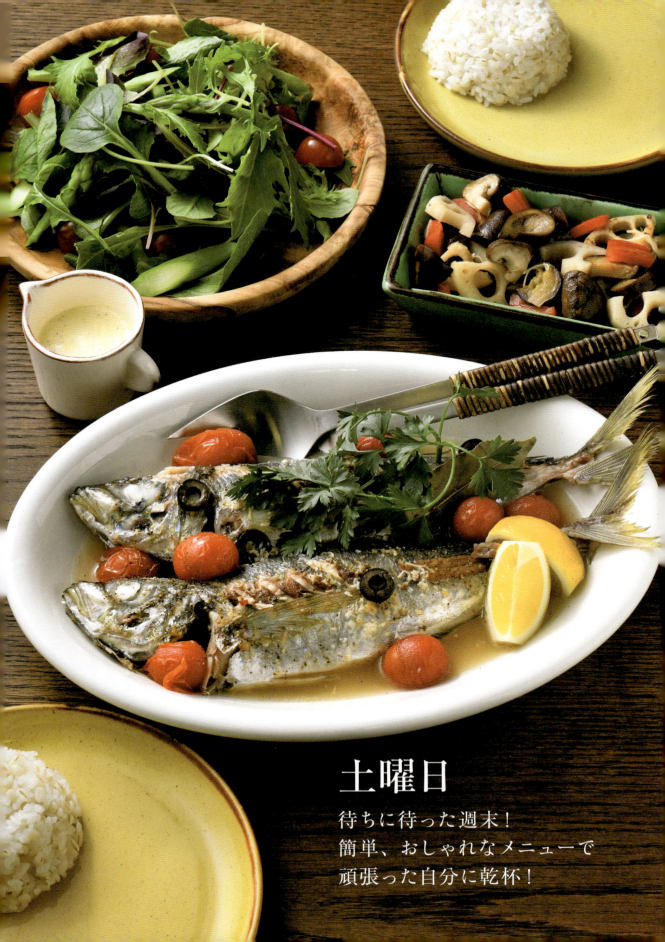

土曜日

待ちに待った週末！
簡単、おしゃれなメニューで
頑張った自分に乾杯！

Sunday

ごはんにも、ビールにも合う！ 主菜

グリーンアスパラガスと豚肉のカレー炒め

エネルギー 214 kcal
たんぱく質 23.3 g
脂質 7.3 g（うちオメガ3　0.1 g）
炭水化物 12.1 g（糖質 10.6 g　食物繊維 1.5 g）
塩分相当量 1.2 g

材料（2人分）
豚もも薄切り肉（幅2cm）…200 g
酒…小さじ1
塩…少々
じゃが芋（ひとくち大）…2/3個（100 g）
グリーンアスパラガス…2本（50 g）
にんにく（すりおろし）…小さじ1
なたね油…小さじ1/2
コンソメ（顆粒）…小さじ1
カレー粉…小さじ1
塩…少々
白こしょう…少々

作り方
1. 豚肉は酒・塩で下味をつけておく（10分〜）。
2. じゃが芋は水にさらし（5分〜）、水気を切り、耐熱容器に入れ、ラップをふんわりとかけ、電子レンジで加熱する（500W 2分〜）。
3. グリーンアスパラガスは、根元を1cmほど切りピーラーで硬い部分を除き、斜め切りにする。
4. フライパンににんにく・なたね油を入れ、香りが出るまで加熱する。
5. 豚肉を加え、両面に焼き色をつける。
6. じゃが芋・グリーンアスパラガス・コンソメ・カレー粉を加え、炒める。
7. 塩・白こしょうで味をととのえ、器に盛り付ける。
＊豚肉は、鶏むね・もも肉（皮なし）に替えても。

3種野菜のごま和えもレンジで簡単 副菜

小松菜と人参としめじのごま和え

エネルギー 56 kcal
たんぱく質 3.3 g
脂質 2.4 g（うちオメガ3　0.1 g）
炭水化物 7.7 g（糖質 4.1 g　食物繊維 3.6 g）
塩分相当量 0.4 g

材料（2人分）
ごま和えのもと（P.64参照）…大さじ1
小松菜（長さ3〜4cm）…1束（200 g）
人参（せん切り）…小1/4本（40 g）
しめじ（小房）…1/2パック（50 g）

作り方
1. 小松菜・人参・しめじは水にさっとくぐらせてから耐熱容器に入れ、ラップをふんわりとかけ、電子レンジで加熱し（500W 3分〜）、水気を切る。
2. ボウルにごま和えのもとと1を入れて混ぜる。
3. 器に盛り付ける。

いろいろなきのこを入れると旨みアップ 副菜

きのこのみそ汁

エネルギー 35 kcal
たんぱく質 3.0 g
脂質 0.5 g（うちオメガ3　0.0 g）
炭水化物 7.9 g（糖質 4.7 g　食物繊維 3.2 g）
塩分相当量 1.1 g

材料（2人分）
A　まいたけ（小房）…1/2パック（50 g）
　　えのき（長さ5cm）…小1/2袋（50 g）
　　しいたけ（薄切り）…2枚（40 g）
　　だし汁…400 cc
白みそ…大さじ1

作り方
1. 鍋にAを入れ、きのこ類がやわらかくなるまで煮る。
2. 火を弱め、白みそを溶き入れる。
3. 器に盛り付ける。
＊白みそはお好みのみそに替えても。

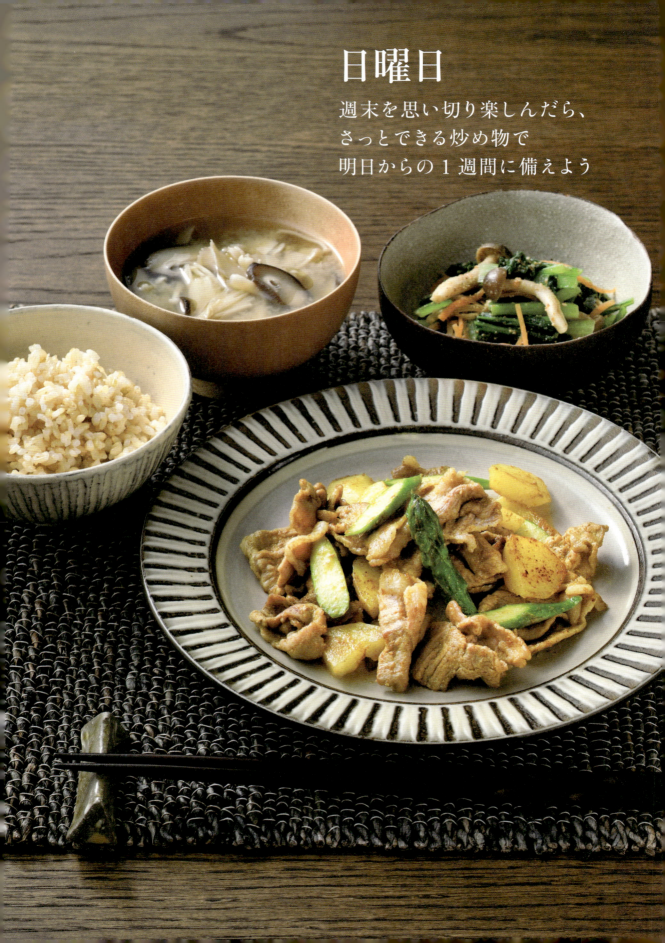

日曜日

週末を思い切り楽しんだら、
さっとできる炒め物で
明日からの1週間に備えよう

Column 1
大事だと分かっているけど、時間がない！朝ごはんを黄金「比」に近づけるには？

朝ごはんは、体温を上げて、代謝を高めるために重要な働きをしますが、
現実には、時間もない朝からいろいろ作るのは難しいもの。
そんな方に、最も手間をかけない朝ごはんで、黄金「比」に近づけるためのコツをご紹介。
ポイントは、炭水化物をしっかりとることと、たんぱく質／脂質比を上げること。
パン食にすると、どうしても脂質が高くなりがちなので、ごはん食がおすすめです。

最も簡単なおすすめ朝ごはんはこれ！

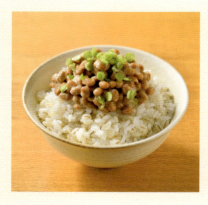

麦ごはん1膳
（3割置きかえ　180g）
＋ 納豆1パック（もしくは卵）

（389 kcal　脂質 14%
たんぱく質／脂質＝ 2.27
食物繊維 6.0g）

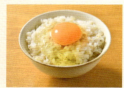

ごはん食にすると、おかずを作らなきゃと思ってしまいがちですが、実は、ごはんと納豆だけでも、パン食に比べてたんぱく質や食物繊維が多くとれ、しかも脂質は低くなります。また、同じくらいのカロリーでもパンに比べて腹持ちがいいのもポイントです。余裕があれば、具沢山の汁ものをつけると、より栄養バランスがよくなります。

どうしても朝は、ごはん食にしたくない場合

パン派の人は……

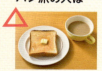 →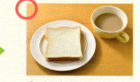

食パン（6枚切り1枚）
＋ バター（5g）＋ カフェオレ
（330 kcal　脂質 39%
たんぱく質／脂質＝ 0.85　食物繊維 1.4g）

食パン（6枚切り1枚）
＋ バターなし ＋ カフェオレ（低脂肪乳）
（250 kcal　脂質 17%
たんぱく質／脂質＝ 2.84　食物繊維 1.4g）

パンはもともと脂質が高いので、極力脂質をおさえる工夫を。食パンをベーグル、フランスパン、ライ麦パンに替えるとさらに脂質が下がります。

シリアル派の人は……

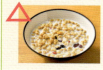

グラノーラ（50g）
＋ 牛乳
（354kcal　脂質 39%
たんぱく質／脂質＝ 0.69
食物繊維 4.5g）

グラノーラ（50g）
＋ 低脂肪乳
（312kcal　脂質 28%
たんぱく質／脂質＝ 1.19
食物繊維 4.5g）

グラノーラは食物繊維は多いが、脂質も高め。またものによっては砂糖が多く、糖分が高くなることも。栄養成分の表示も確認して。

＊グラノーラの栄養価は主要メーカー商品を参考に計算。

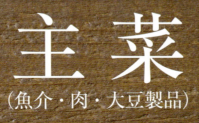

主菜
(魚介・肉・大豆製品)
のレシピ

今日は魚介の気分？　肉の気分？　それとも豆腐料理？
なるべく毎日、同じものが続かないように、
少なくとも2回に1回は、魚レシピを選ぶことが、おなか痩せへの近道です。

黄金「比」のための
主菜のコツ

おなか痩せの黄金「比」を実現するためには、
たんぱく質は増やして脂質は下げ、オメガ3を増やすことが重要。
そのためのちょっとしたコツをご紹介します！

　主菜というと、大きなお皿に盛り付けたメインディッシュをイメージする人が多いかもしれませんが、正しくはたんぱく質源となる、魚・肉・大豆などを主材料とした料理のこと。たんぱく質は、身体を作ったり代謝を上げるには欠かせない栄養素なので、太りにくい身体を作るためにはしっかりとることが大切です。

　ただし、注意したいのが、たんぱく質は脂質とセットで食材に含まれていることが多いこと。また、揚げたり炒めたり、調理に油を使うことも多いので、脂質も増えがちです。主菜では脂質を控えながらたんぱく質をしっかりとる工夫をすることが非常に重要です。

　一方、魚はオメガ3（EPA・DHA）が豊富なので、とりすぎなければ魚の脂質の量は気にしなくて大丈夫。お昼が肉だったら夜は魚にするなど、**1日1回は魚を食べるように意識する**だけで、ぐっと黄金「比」に近づきます。

食材選びのポイント

　肉は、部位によっては半分以上が脂質のものもあるので、選び方が重要。脂質の少ない食材・部位を選ぶのがポイントです。具体的には、**鶏むね肉、ささみ、牛・豚のもも肉**などがおすすめ。脂質の多い肉の場合は、脂身や皮を取って使うと、脂質とカロリーがぐっと下がります。

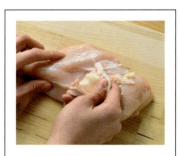

鶏むね肉も皮を取って。皮付きむね肉は、皮なしもも肉よりもカロリーが高くなります。豚ロースや鶏もも肉も、脂身や皮を取るだけでカロリーは半減します。

250gの鶏もも肉の場合
約500kcal→約250kcal
カロリー 50％オフに！

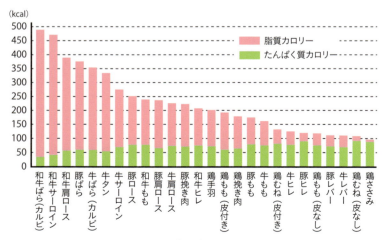

肉の種類や部位別の脂質・たんぱく質（100gあたり）　出典：『日本食品標準成分表2015年版（七訂）』より作図

おいしく調理するポイント

同じ素材でも、調理方法によって、かなりカロリーが変わります。

また、脂質の少ない食材や調理法だとどうしても、パサパサしたり、硬くなったりしがちです。低脂肪の肉・魚をおいしく調理するコツをご紹介します。

調理法によってこんなに違う！
（牛もも肉100g〈209 kcal〉の場合）

小 カロリー 大		
	茹でる	189 kcal
	網焼き	201 kcal
	蒸す	201 kcal
	煮る	205 kcal
	炒める	226 kcal
	揚げる	339 kcal

point 1　お肉は漬け置きでやわらかく

ヨーグルトや玉ねぎ、酢、塩麹などに漬けておくと、肉がやわらかくなります。

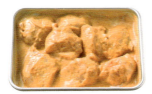

ヨーグルトに漬ける → P.50のレシピ参照

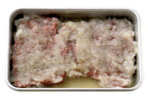

玉ねぎに漬ける → P.53のレシピ参照

コラム

漬け置いて保存すれば、時短にも！

漬け置きは、保存用ビニール袋などに入れて漬けた状態で冷蔵や冷凍しておくと、便利。肉がやわらかくなるだけでなく、味もしみるので、ビニール袋から出して焼くだけで1品が完成！忙しい時の時短おかずとしても活躍します。

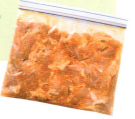

しっかり空気を抜いて保存。

point 2　挽き肉は、野菜や豆腐を混ぜてふんわりと

水切りした豆腐やみじん切りにした野菜を混ぜると、ふわっとした食感になります。さらに、かさ増しにもなってカロリーダウンにも。

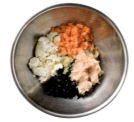

豆腐や野菜、海藻を混ぜ込む → P.51のレシピ参照

point 3　肉・魚は小麦粉をまぶしてジューシーに

肉も魚も、表面に小麦粉や片栗粉などをまぶしてから焼くと旨みを逃がさず、ジューシーに焼き上がります。

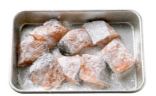

片栗粉をまぶす → P.43のレシピ参照

point 4　炒めたり揚げたりする前にレンジでチン

油を使う調理法の場合には、先にレンジで加熱して火を通しておくと、調理に使う油が少なくなります。調理時間も短くなるので時短にも！

魚介のレシピ

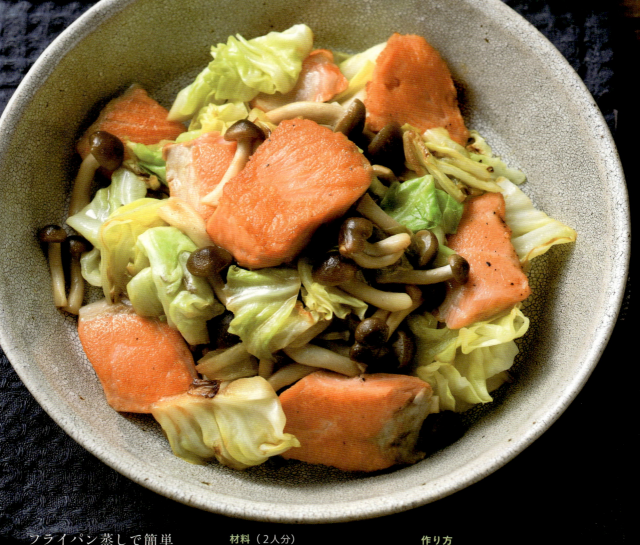

フライパン蒸しで簡単

キャベツとさけのさっぱり蒸し
〜ごまだれ添え〜

エネルギー 234kcal
たんぱく質 26.1g
脂質 8.9g（うちオメガ3　0.9g）
炭水化物 12.0g（糖質 8.3g　食物繊維 3.7g）
塩分相当量 1.6g

材料（2人分）
生ざけ（切り身）…2切れ（200g）
塩…少々
黒こしょう…少々
なたね油…小さじ1/2
キャベツ（ザク切り）…4枚（240g）
しめじ（小房）…1/2パック（50g）
酒…大さじ1
塩…少々
白こしょう…少々
レモンのしぼり汁…小さじ1
A　白炒りごま…大さじ1
　　酢…大さじ1
　　きび砂糖…大さじ1/2
　　しょうゆ…大さじ1/2
　　和風だしの素…小さじ1/2
　　ごま油…小さじ1/2

作り方
1. 生ざけは3cmのぶつ切りにし、塩・黒こしょうで下味をつけておく（10分〜）。
2. フライパンになたね油を熱し、さけを両面色よく焼き、一度取り出し、あら熱が取れたら、皮と骨を取り除く。
3. キャベツ・しめじ・酒を入れ、さけを戻し、フタをして蒸し焼きにする（3分〜）。
4. 塩・白こしょう・レモンのしぼり汁を加え、味をととのえる。
5. 器に盛り付け、Aを合わせたごまだれを添える。

＊さけは、鶏むね・もも肉（皮なし）や牛・豚のもも肉に替えても。野菜は家にあるものでOK。

おすすめの副菜　豆の白和え（P.65）／きゅうりとえのきの酢しょうが和え（P.67）

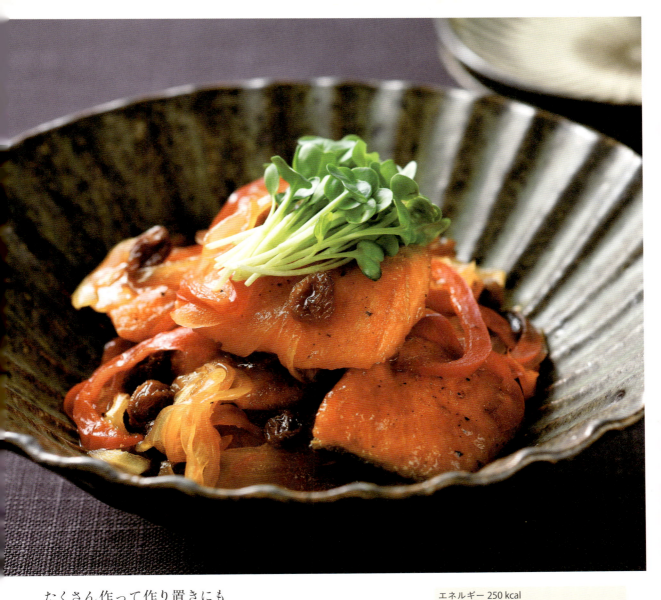

たくさん作って作り置きにも
さけの南蛮漬け

エネルギー 250 kcal
たんぱく質 23.8 g
脂質 8.2 g（うちオメガ3　1.1 g）
炭水化物17.6 g（糖質16.4 g　食物繊維1.2 g）
塩分相当量 1.9 g

材料（2人分）
生ざけ（切り身）…2切れ（200 g）
塩…少々
黒こしょう…少々
片栗粉…大さじ1
なたね油…小さじ2
赤パプリカ（薄切り）…1/3個（60 g）
玉ねぎ（繊維に沿った薄切り）…1/4個（60 g）
A ┃ レーズン…10 g
　┃ しょうゆ…大さじ1
　┃ みりん…大さじ1
　┃ 黒酢…大さじ1
　┃ 塩…少々
〈付け合せ〉
貝割れ菜

作り方
1. 生ざけはひとくち大に切り、塩・黒こしょうで下味をつけ（10分〜）、水気を除く。Aは合わせておく。
2. フライパンになたね油を熱し、片栗粉をまぶしたさけを入れ、揚げ焼きにする（中火片面約4分）。両面に焼き色がついたら取り出す。
3. 同じフライパンにパプリカ・玉ねぎを入れ、玉ねぎがしんなりするまで炒める（中火）。
4. Aを加え混ぜ、ひと煮立ちしたらボウルに移す。
5. 4に2を加え、漬け込む（10分〜）。
6. 器に盛り付け、付け合せを飾る（残った汁はお好みでまわしかける）。
＊さけは、あじやさば、鶏むね・もも肉（皮なし）に替えても。レーズンがなければ、砂糖（小さじ2）でOK。

おすすめの副菜　きのこのナムル（P.28）／トマトと春菊の白和え（P.26）

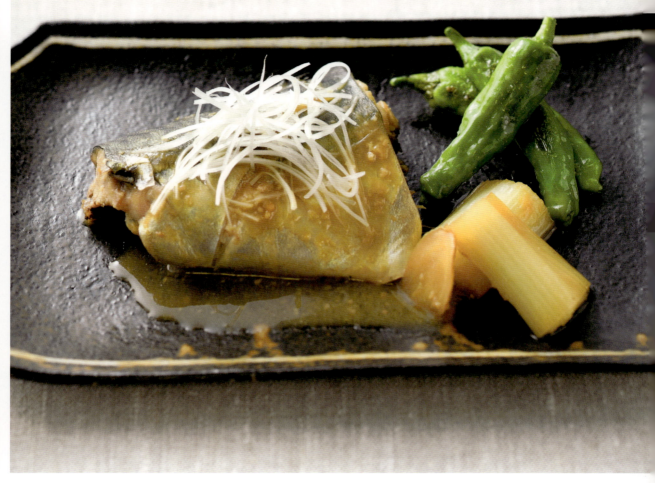

ごはんに合う和食の定番
さばのみそ煮

エネルギー 197 kcal
たんぱく質 22.5 g
脂質 5.0 g（うちオメガ3　1.1 g）
炭水化物12.4 g（糖質 10.4 g　食物繊維2.0 g）
塩分相当量 1.4 g

材料（2人分）
さば（切り身）…2切れ（180 g）
だし昆布…12 ㎝（4 g）
水…200 cc
しょうが（皮付きのまま薄切り）
　　　　　　　　　…2片（20 g）
白ねぎ（3〜5㎝のぶつ切りを包丁の
　　　　　腹でつぶす）…1/2本（60 g）
酒…小さじ 4
きび砂糖…大さじ 1/2
みりん…大さじ 1/2
しょうゆ…小さじ 1
みそ…15 g
白髪ねぎ…適量
〈付け合せ〉
焼いたしし唐辛子

作り方
1. さばは皮面に浅く切り込みを入れ、熱湯に入れて表面が白くなったら冷水に取り、アミ付きバットに上げ、水気を除く。
2. だし昆布はさっと汚れを拭き、繊維に逆らって数ヶ所切り込みを入れ、水に浸けておく（30分〜）（昆布だし）。
3. 鍋に 2 でだしをとった後の昆布を敷き、皮面を上にしてさばをのせ、昆布だし・しょうが・白ねぎ・酒を入れて火にかけ、ひと煮立ちさせる。
4. アクを除き、きび砂糖・みりん・しょうゆを加え、煮る（弱〜中火 2 分）。
5. ボウルにみそを入れ、4 の煮汁を加え（大さじ 2）溶きのばす。4 に加え、スプーンで煮汁をすくい、さばにかけながら加熱する（中火 5 分）。
6. お好みの加減まで煮詰め（弱〜中火 3 分〜）、フタをして置いておく。
7. さばは皮面を上にして器に盛り付け、白ねぎと付け合せを添える。煮汁をかけ、白髪ねぎを飾る。
＊さばは、あじ、いわしなど他の青魚に替えても。

おすすめの副菜　トマトサラダ（P.63）／ミルク豚汁（P.24）

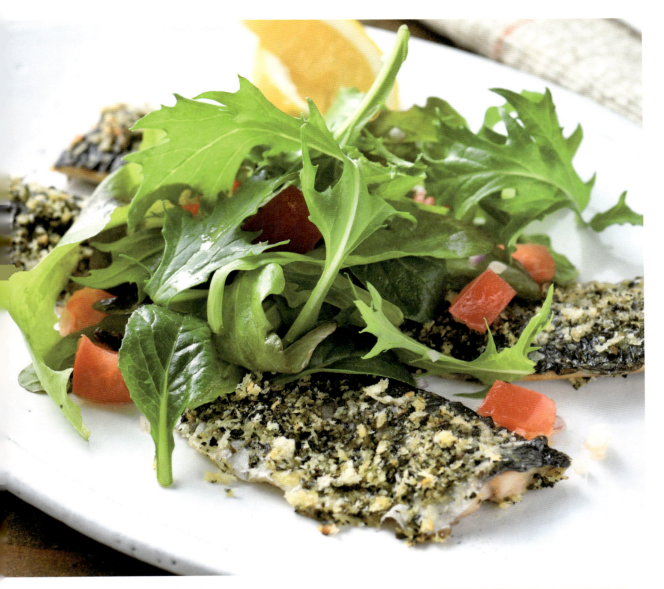

香草パン粉をのせて焼くだけ
あじのハーブグリル

エネルギー 221 kcal
たんぱく質 22.4 g
脂質 9.7 g（うちオメガ3　1.1 g）
炭水化物 9.0 g（糖質 7.8 g　食物繊維 1.2 g）
塩分相当量 1.4 g

材料（2人分）
あじ（3枚おろし）…2尾分（200 g）
白ワイン…小さじ1
塩…小さじ1/4
白こしょう…少々
パン粉…大さじ5
バジル（乾燥）…大さじ1
粉チーズ…小さじ2
オリーブオイル…大さじ1/2
A ｜ 紫玉ねぎ（みじん切り）…小1/8個（20 g）
　｜ 白ワインビネガー…小さじ1
　｜ 塩…少々
　｜ エキストラバージン
　｜　　　オリーブオイル…小さじ1/2
トマト（1cm角）…1/2個（100 g）
ベビーリーフ…1/2袋（20 g）
〈付け合せ〉
レモン

作り方
1. あじに白ワインをふって塩・白こしょうをし、下味をつけておく（10分〜）。
2. パン粉を鍋に入れてきつね色になるまでから炒りし、バジル・粉チーズと合わせる（香草パン粉）。Aの紫玉ねぎは、水にさらし（10分〜）、水気を切る。
3. 200℃に予熱したオーブンの天板にクッキングシートを敷き、あじを並べ、皮面にオリーブオイル（分量の1/4）を塗り、オーブンで焼く（200℃約5分）。
4. あじの上に香草パン粉をのせ、その上から残りのオリーブオイルをかけ、さらにオーブンで焼く（200℃3分〜）。
5. ボウルにAを入れて混ぜ合わせ、トマト・ベビーリーフを加え、さっくりと混ぜ合わせる。
6. 器に4を盛り付け、その上に5をのせ、付け合せを添える。

＊あじは、えびやほたて、鶏むね・もも肉（皮なし）や豚もも肉に替えても。アルミホイルを敷いた天板にのせて、オーブントースターで焼いても。

おすすめの副菜　ブロッコリーとえびのサラダ（P.30）／きのこのナムル（P.28）

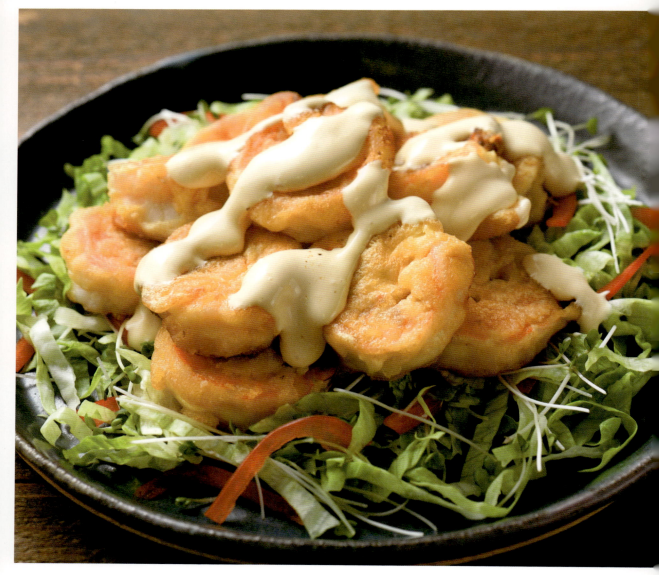

揚げてないのにふわプリ
ぷりぷりえびマヨ

エネルギー 210 kcal
たんぱく質 24.4 g
脂質 9.4 g（うちオメガ3　0.6 g）
炭水化物 4.9 g（糖質 4.8 g　食物繊維 0.1 g）
塩分相当量 0.7 g

材料（2人分）
えび（殻付き）…12尾（240 g）
卵白…1個分
卵黄…1個分
片栗粉…大さじ1
なたね油…大さじ2
A ┃ マヨネーズ（カロリーハーフ）…小さじ2
　 ┃ きび砂糖…小さじ1/2
　 ┃ トマトケチャップ…小さじ1/2
〈付け合せ〉
レタス
赤パプリカ
ブロッコリースプラウト

作り方
1. えびはよく洗い、殻と尾を取り、包丁で背中から切り込みを入れ、背ワタを除く。塩と片栗粉（ともに分量外）でよくもんでから、水で洗い、水気を除く。
2. 卵白のコシを切り、泡立て器で軽く泡立て、卵黄・片栗粉を加え混ぜる（衣）。
3. えびに衣をつけて、なたね油を熱したフライパンで揚げ焼きにする。
4. 皿に付け合せを敷き、**3**を盛り付け、**A**を合わせたソースをかける。
＊卵白をメレンゲ状になるまで泡立てると、さらにふわふわの食感に。

おすすめの副菜　きのこのみそ汁（P.36）／ブロッコリーと大豆のごま和え（P.64）

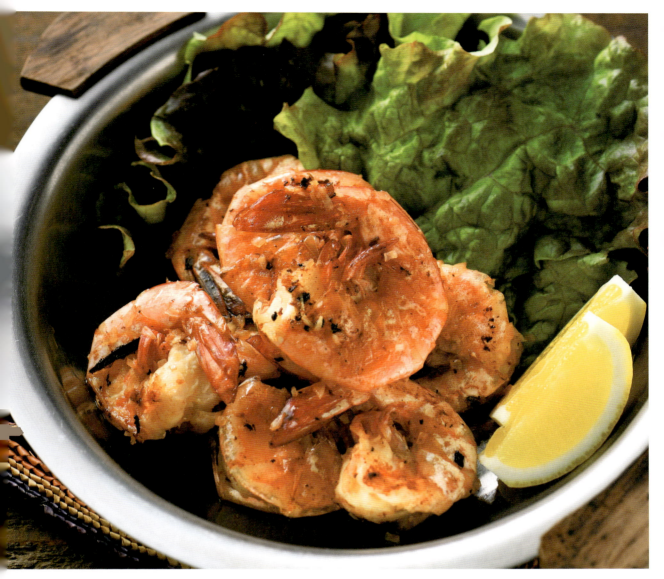

フライパンひとつでパリッと香ばしく！
ガーリックシュリンプ

エネルギー 117 kcal
たんぱく質 21.6 g
脂質 1.7 g（うちオメガ3 0.2 g）
炭水化物 3.1 g（糖質 2.5 g 食物繊維 0.6 g）
塩分相当量 1.1 g

材料（2人分）
えび（殻付き）…12尾（240 g）
A｜ 玉ねぎ（みじん切り）…1/8個（30 g）
　｜ にんにく（みじん切り）…1片（10 g）
　｜ ハーブミックス…小さじ1/4
　｜ 黒こしょう…少々
　｜ レモンのしぼり汁…大さじ1/2
なたね油…小さじ1/2
〈付け合せ〉
サニーレタス
レモン

作り方
1. えびはよく洗い、殻を付けたまま包丁で背中から深く切り込みを入れ、背ワタを除く。再度よく洗って、水気を除く。
2. ボウルにAを入れて混ぜ、えびを加え、ラップをして漬け込む（30分〜）。
3. フライパンになたね油を熱し、えびを入れ、両面を香ばしく焼く。えびに火が通ったら、漬け汁を加え、煮からめる。
4. 器に盛り付け、付け合せを添える。
＊えびは、ほたてやいか、たこに替えても。焼く時に砕いたくるみを加えると、食感とオメガ3がアップ。

おすすめの副菜 焼き野菜のさっぱりマリネ（P.34）／海藻と水菜のサラダ（P.28）

肉のレシピ

ごはんにのせてもサンチュに包んでも
豚肉の韓国風甘辛炒め

エネルギー 233kcal
たんぱく質 24 g
脂質 8.9 g（うちオメガ3　0.3 g）
炭水化物 11.5 g（糖質 8.7 g　食物繊維 2.8 g）
塩分相当量 1.8 g

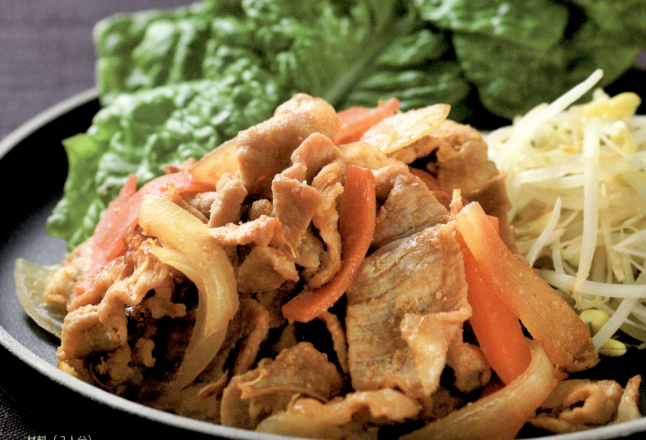

材料（2人分）
豚もも薄切り肉（幅3〜4cm）…200 g
A
　しょうゆ…小さじ1
　酒…大さじ1
　コチュジャン…小さじ2
　にんにく（すりおろし）…小さじ1
　なたね油…小さじ1
　みそ…小さじ1
　きび砂糖…小さじ2
B
　人参（4〜5mm角の拍子木切り）…小1/4本（40 g）
　玉ねぎ（幅1〜2cm）…1/6個（40 g）
　しょうが（せん切り）…2片（20 g）
豆もやし…1/4袋（50 g）
しょうが（細めのせん切り）…1片（10 g）
サンチュ…4枚（80 g）

作り方
1. 豚肉はAで下味をつけておく（15分〜）。
2. 豆もやしは耐熱容器に入れ、ラップをふんわりかけ、電子レンジで加熱し（500W 1分〜）、水気を除き、細めのせん切りにしたしょうがと混ぜ合わせる（もやししょうが）。
3. フライパンに漬け汁ごと豚肉を入れ、炒める（中〜強火約2分）。
4. Bを加え、炒め合わせ（中火約2分）、フタをして蒸し焼きにする（中火約5分）。
5. フタをはずし、水気を飛ばすように炒める（強火2分）。
6. 器にサンチュ・もやししょうがとともに盛り付ける。

おすすめの副菜　三色ナムル（P.62）／小松菜としめじのスープ（P.30）

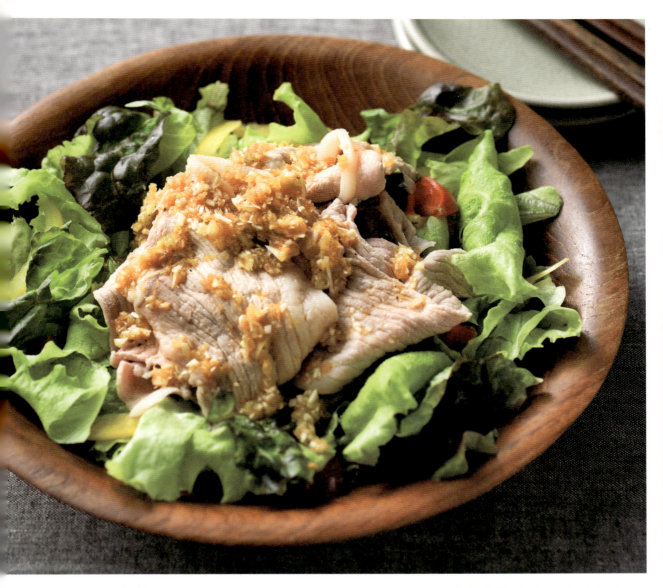

肉たっぷりで大満足！
さっぱり豚しゃぶサラダ

エネルギー 200 kcal
たんぱく質 23.2 g
脂質 7.2 g（うちオメガ3　0.0 g）
炭水化物 9.6 g（糖質 8.2 g　食物繊維 1.4 g）
塩分相当量 1.4 g

材料（2人分）
豚もも薄切り肉…200 g
サニーレタス（ひとくち大）…4枚（80 g）
プチトマト（4等分）…4個（40 g）
黄パプリカ（薄切り）…1/4個（40 g）
A｜白ねぎ（みじん切り）…1/10本（10 g）
　｜しょうが（すりおろし）…小さじ2
　｜にんにく（すりおろし）…小さじ2
　｜しょうゆ…大さじ1
　｜酢…小さじ2
　｜きび砂糖…小さじ2
　｜ごま油…小さじ1/2
　｜黒こしょう…少々

作り方
1. 豚肉は塩（分量外）を加えた熱湯で茹で、冷水に取り、水気をしっかり切る（豚しゃぶ）。
2. ボウルにAを入れて混ぜ合わせ、ドレッシングを作る。
3. 器にサニーレタス・プチトマト・パプリカを彩りよく盛り付け、その上に豚しゃぶをのせ、2をかける。
＊残ったパプリカは、酢しょうがのもと（P.67）に漬けておくと翌日の1品に。

おすすめの副菜 根菜のきんぴら（P.71）／小松菜と人参としめじのごま和え（P.36）

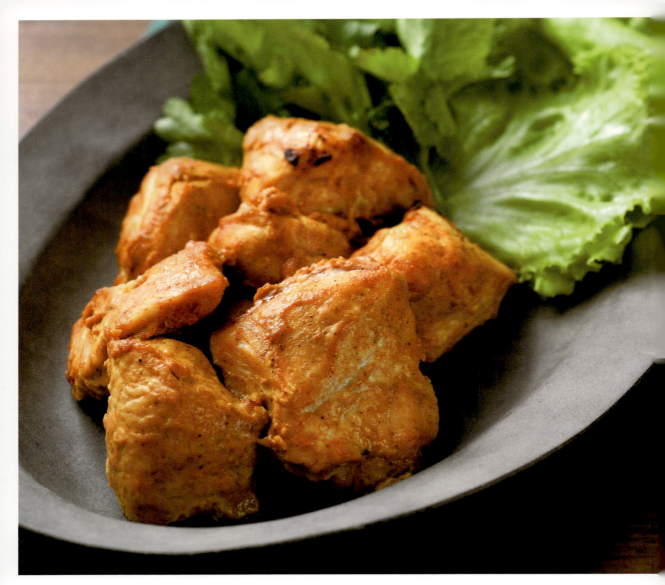

鶏むね肉でもジューシー
タンドリーチキン

エネルギー 174 kcal
たんぱく質 25.7 g
脂質 3.9 g（うちオメガ3　0.1 g）
炭水化物 8.0 g（糖質 7.3 g　食物繊維 0.7 g）
塩分相当量 0.4 g

材料（2人分）
鶏むね肉（皮なし）…200 g
塩…少々
黒こしょう…少々
ナツメグ…少々
A｜プレーンヨーグルト…100 g
　｜はちみつ…小さじ 1
　｜にんにく（すりおろし）…小さじ 1/2
　｜しょうが（すりおろし）…小さじ 1
　｜カレー粉…小さじ 2
　｜パプリカパウダー…小さじ 1
〈付け合せ〉
グリーンリーフ

作り方
1. 鶏肉は余分な水気と脂身を除き、フォークで数か所穴をあけ、ひとくち大に切って、塩・黒こしょう・ナツメグを全体にすり込む。
2. ビニール袋に 1 と A を入れて混ぜ、よくもみ込んで漬け込む（60 分〜）。
3. クッキングシートを敷いた天板にのせ、220℃に予熱したオーブンで焼く（15 分〜）。
4. 器に盛り付け、付け合せを添える。

＊鶏むね肉は、鶏もも肉（皮なし）に替えても。パプリカパウダーがなければ、お好みのスパイスでOK。

おすすめの副菜　簡単ラタトゥイユ（P.70）／切り干し大根のさっぱり中華サラダ（P.66）

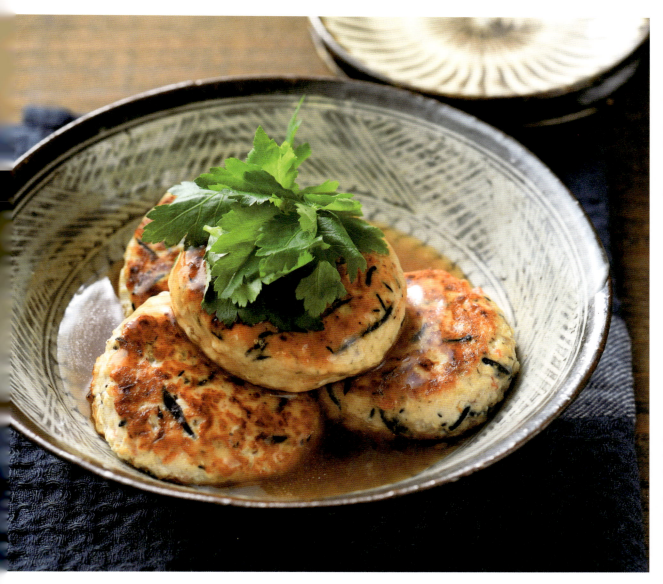

野菜たっぷりでボリュームアップ

豆腐つくね ～和風あんかけ～

エネルギー 190 kcal
たんぱく質 22.3 g
脂質 6.4 g（うちオメガ3 0.3 g）
炭水化物 8.8 g（糖質 7.1 g 食物繊維 1.7 g）
塩分相当量 1.2 g

材料（2人分）

鶏むね挽き肉…150 g
塩…少々
黒こしょう…少々
A
　絹ごし豆腐（水切りする）
　　　…1/3丁（100 g）
　人参（5 mm角）…小1/4本（40 g）
　白ねぎ（みじん切り）…1/5本（20 g）
　ひじき（乾燥／戻して水気を切る）
　　　…3 g
　卵（溶いたもの）…1/2個分
　しょうが（すりおろし）…小さじ1/2
　片栗粉…小さじ1
なたね油…小さじ1
酒…大さじ1/2

B
　水…150 cc
　鶏がらスープの素
　　　…小さじ1/2
　酒…小さじ1
　しょうゆ…小さじ1
　酢…小さじ1/2
　きび砂糖…小さじ1/2
片栗粉…小さじ1
水…小さじ2
〈付け合せ〉
みつ葉

作り方

1. ボウルに鶏挽き肉・塩・黒こしょうを入れ、粘りが出るまでよく混ぜる。片栗粉と水は合わせておく（水溶き片栗粉）。
2. Aを加え、全体が均一になるまで混ぜ、4等分にして形をととのえる（肉だね）。
3. フライパンになたね油を熱し、肉だねを並べ、両面に焼き色をつける（中〜強火約2分）。
4. 酒を加え、フタをして中まで火を通す。火が通ったら器に盛り付ける。
5. 同じフライパンにBを入れて煮詰め、水溶き片栗粉でとろみをつける。4の上にかけ、付け合せを添える。

＊残った豆腐は汁ものや白和えに活用して。

おすすめの副菜 豆の白和え（P.65）／ピリ辛けんちん汁（P.69）

51

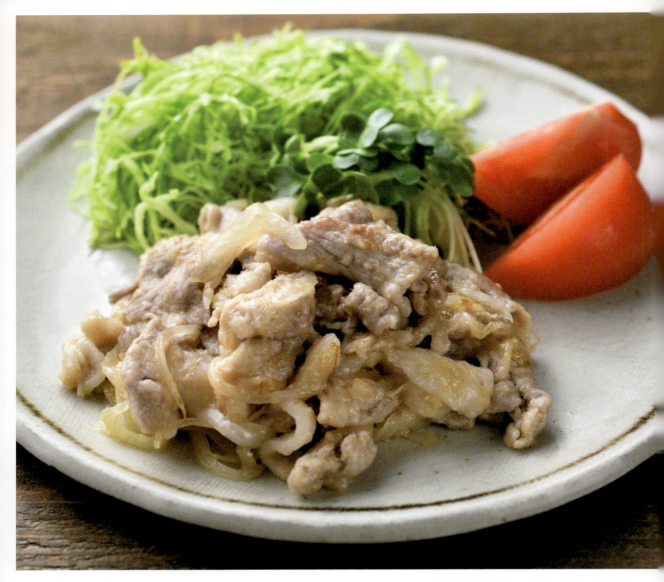

定番おかずにひとひねり
豚肉の梅しょうが焼き

エネルギー 234 kcal
たんぱく質 22.5 g
脂質 8.2 g（うちオメガ3　0.2 g）
炭水化物 13.3 g（糖質 12.3 g　食物繊維 1.0 g）
塩分相当量 0.8 g

材料（2人分）
豚もも薄切り肉（幅5cm）…200 g
しょうが（すりおろし）…大さじ1
薄力粉…大さじ1
玉ねぎ（繊維に沿った薄切り）…1/2個（100 g）
なたね油…小さじ1
A｜しょうが（すりおろし）…小さじ2
　｜梅肉…小さじ1
　｜酒…小さじ2
　｜みりん…大さじ1
　｜黒こしょう…少々
〈付け合せ〉
キャベツ
貝割れ菜
トマト

作り方
1. 豚肉はすりおろしたしょうがで下味をつけ（15分〜）、焼く直前に薄力粉をまぶす。
2. フライパンになたね油を熱し、玉ねぎを炒める（中火）。しんなりするまで炒めたらフライパンの端に寄せる。
3. 豚肉を加えて炒め、表面に焼き色がついたら合わせておいたAを加え、汁気がなくなるまで煮詰める（弱〜中火）。
4. 器に盛り付け、付け合せを添える。
＊豚もも薄切り肉は、薄くそぎ切りした鶏むね・もも肉（皮なし）に替えても。

おすすめの副菜 ひじきの煮物（P.71）／きのこの豆乳スープ（P.68）

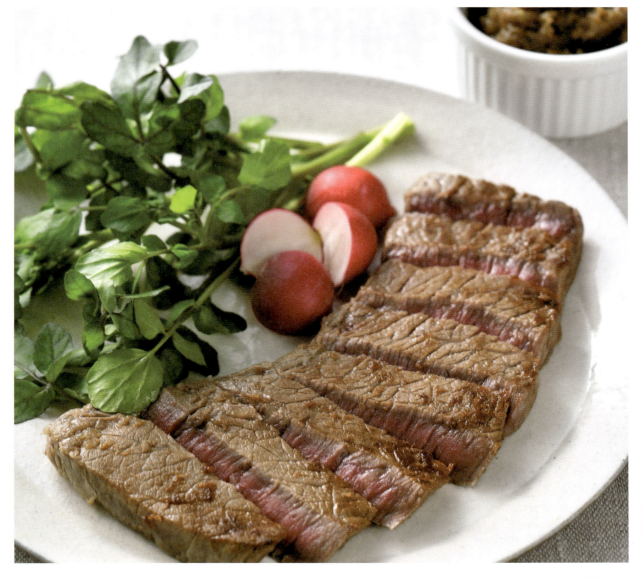

赤身肉も、やわらかく、おいしく
ビーフステーキ〜和風オニオンソース〜

エネルギー 213 kcal
たんぱく質 22.6 g
脂質 6.4 g（うちオメガ3　0.2 g）
炭水化物 12.7 g（糖質 11.1 g　食物繊維 1.6 g）
塩分相当量 1.0 g

材料（2人分）
牛もも肉（ステーキ用）…2枚（200 g）
玉ねぎ（すりおろし）…1個（200 g）
塩…少々
黒こしょう…少々
なたね油…小さじ1
A ┃ にんにく（すりおろし）…小さじ1/2
　┃ しょうゆ…大さじ1/2
　┃ きび砂糖…小さじ1/4
　┃ みりん…大さじ1/2
　┃ 酒…大さじ1
〈付け合せ〉
クレソン
ラディッシュ

作り方
1. 牛もも肉は軽くたたいて厚さ1cmくらいに薄く広げ、すりおろした玉ねぎに漬け込む（30分〜）。取り出して塩・黒こしょうをふり、包丁の刃で格子の模様をつける（すりおろした玉ねぎはソースとして使用）。
2. フライパンになたね油を熱し、下味をつけた牛肉を入れて加熱する（中〜強火約1分）。
3. 牛肉を裏返し、両面に焼き色がついたら取り出し、器に盛り付ける。
4. 同じフライパンに、1の玉ねぎを入れて炒め（3分）、水分が飛んだら、Aを加え、さらに煮詰める。
5. 4を3の肉の上にのせ、付け合せを添える。
＊ソースの玉ねぎはしっかり炒めると甘くなる。

おすすめの副菜　グリーンサラダ〜シーザードレッシング〜（P.34）／彩り野菜のピクルス（P.24）

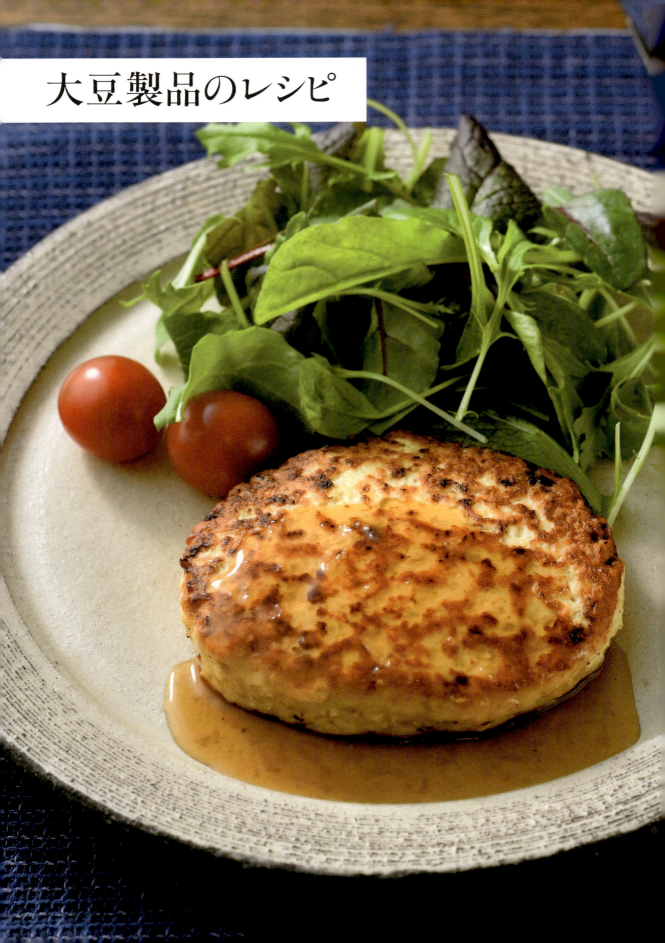

大豆製品のレシピ

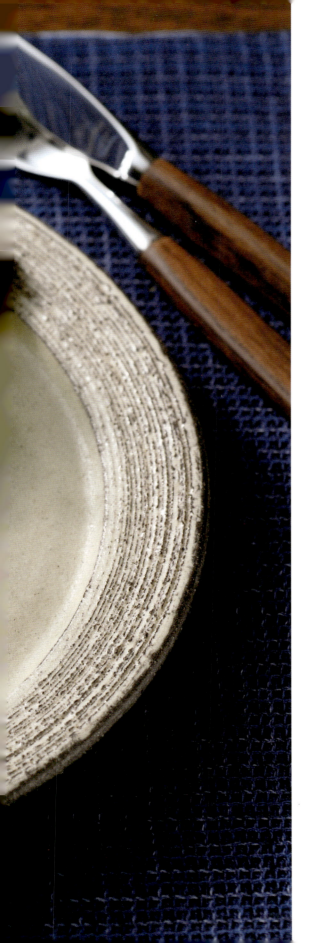

豆腐でふわふわ＆ボリュームアップ！
照り焼きハンバーグ

エネルギー 230 kcal
たんぱく質　26.9 g
脂質 7.3 g（うちオメガ3　0.3 g）
炭水化物 10.4 g（糖質 9.6 g　食物繊維 0.8 g）
塩分相当量 1.1 g

材料（2人分）
A｜鶏むね挽き肉…180 g
　｜木綿豆腐（水切りする）…約1/4丁（80 g）
　｜塩…少々
　｜黒こしょう…少々
　｜ナツメグ…少々
卵（溶いたもの）…1/2個分
パン粉…大さじ3
無調整豆乳…20 cc
玉ねぎ（みじん切り）…1/4個（50 g）
なたね油…小さじ1
酒…小さじ2
B｜しょうゆ…大さじ1/2
　｜みりん…小さじ1
　｜酒…大さじ1/2
　｜きび砂糖…小さじ1
　｜水…20 cc
　｜しょうが（すりおろし）…小さじ1/4
片栗粉…小さじ1/2
水…小さじ1
〈付け合せ〉
ベビーリーフ
プチトマト

作り方
1. パン粉は無調整豆乳でしとらせておく。片栗粉・水は合わせておく（水溶き片栗粉）。
2. ボウルにAを入れ、粘りが出るまでよく混ぜる。卵・1のパン粉・玉ねぎを加えてさらに混ぜ、2等分にする。
3. たねの空気抜きをし、小判形に成形し、なたね油を熱したフライパンで焼く（中火で片面約3分ずつ）。
4. 表面に焼き色をつけ、余分な油はキッチンペーパーで拭き、酒を加えフタをし、蒸し焼きにする（弱～中火約3分）。
5. 竹串で火の通りを確認し、器に盛り付ける。
6. 同じフライパンにBを入れて加熱し、水溶き片栗粉でとろみをつける（照り焼きソース）。
7. ハンバーグに照り焼きソースをかけ、付け合せを添える。

＊れんこんやえのきなどを刻んで入れると歯ごたえもボリュームもアップ。

おすすめの副菜 切り干し大根のさっぱり中華サラダ（P.66）／きのこのみそ汁（P.36）

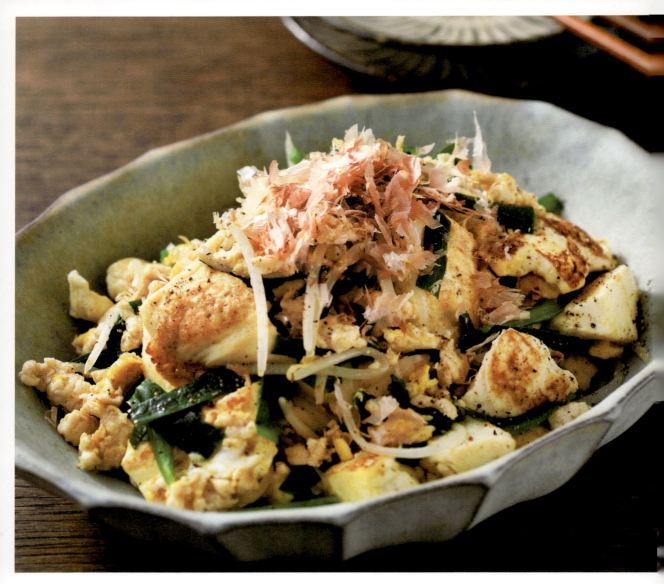

だしがきいてガッツリ満足
ヘルシー豆腐チャンプル

エネルギー 250 kcal
たんぱく質 28.3 g
脂質 12.5 g（うちオメガ3　0.7 g）
炭水化物 4.5 g（糖質 2.6 g　食物繊維 1.9 g）
塩分相当量 0.9 g

材料（2人分）
木綿豆腐（水切りする）…1丁（300 g）
鶏むね挽き肉…100 g
ニラ（長さ2～3㎝）…1/2束（50 g）
もやし…1/4袋（50 g）
卵（溶いたもの）…1個分
なたね油…小さじ1
水…大さじ1
和風だしの素…小さじ1/2
しょうゆ…小さじ1/2
黒こしょう…少々
削りがつお…5 g

作り方
1. フライパンになたね油を熱し、豆腐を手でちぎりながら入れて表面を焼き固めるようにして焼き色をつけ、一度取り出す。
2. 同じフライパンに鶏挽き肉を入れ、パラパラになるまで炒める。
3. ニラ・もやしを加え、さっと炒める。水・和風だしの素と1を加え混ぜ、卵を全体にまわし入れ、さらに大きくひと混ぜする。
4. しょうゆ・黒こしょうで味をととのえ、器に盛り付け、削りがつおを飾る。

おすすめの副菜 トマトと春菊の白和え（P.26）／根菜のみそ汁（P.26）

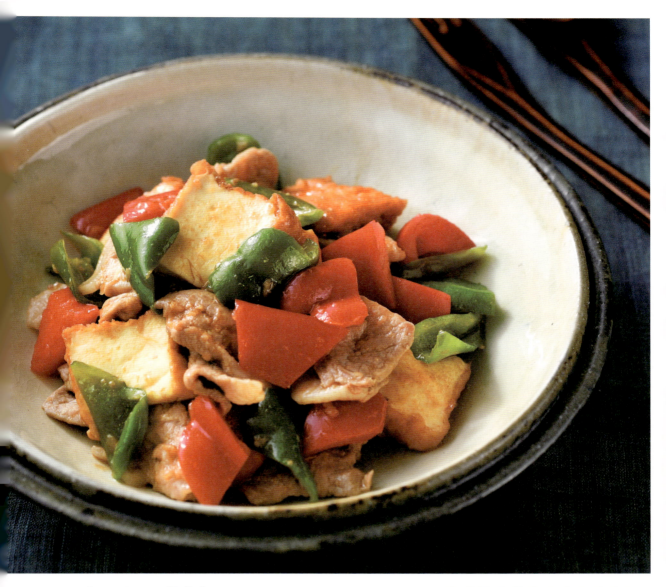

フライパンひとつで最後まで

厚揚げとパプリカの酢豚風炒め

エネルギー 223 kcal
たんぱく質 20.0 g
脂質 10.3 g（うちオメガ3　0.5 g）
炭水化物 9.9 g（糖質 8.4 g　食物繊維 1.5 g）
塩分相当量 1.0 g

材料（2人分）
豚もも薄切り肉（幅3〜4cm）…140 g
厚揚げ（短冊切り）…1/2枚（70 g）
しょうが（すりおろし）…小さじ1
にんにく（すりおろし）…小さじ1/2
なたね油…小さじ1
ピーマン（乱切り）…2個（60 g）
赤パプリカ（乱切り）…1/3個（50 g）
A ┃ 酒…大さじ1
　┃ しょうゆ…小さじ2
　┃ 酢…小さじ2
　┃ きび砂糖…小さじ2
　┃ トマトケチャップ…小さじ1
片栗粉…小さじ1
水…小さじ2

作り方
1. Aは合わせておく。片栗粉と水は合わせておく（水溶き片栗粉）。
2. フライパンにしょうが・にんにく・なたね油を入れて熱し、香りが出たら豚肉を加えて炒める。
3. 厚揚げ・ピーマン・パプリカを加えて火が通るまで炒める。Aをまわし入れ、全体をさっと炒め合わせる。
4. 水溶き片栗粉でとろみをつけ、器に盛り付ける。

おすすめの副菜 ブロッコリーとえびのサラダ（P.30）／小松菜としめじのスープ（P.30）

Column 2
主婦モニターが「スマート和食」メソッドに挑戦しました!

主婦モニターのAさん(42歳)が、「スマート和食」メソッドに挑戦!
4週間の実践で何が変わった?

実践したのは……
- 朝も昼もごはんを中心とした献立にする。
- 白米から、玄米+黒豆ごはんにかえる。
- 脂質の多い肉を少ない肉にかえる。
- 魚を毎日食べる。
- 牛乳・ヨーグルトは、低脂肪か無脂肪のものにかえる。
- カロリー表示をきちんと見る。
- 夕食時間を30分早くして、午後8時までに食べる。

42歳 主婦 BMI 24.9
身長 150cm 体重 56.2kg
腹囲 82.4cm 内臓脂肪 60.7㎠
家族構成 夫(54歳)、息子(高2)、娘(小2)
Aさん

Before

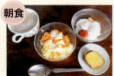
朝食
オムライス、焼き芋、豆乳ラテ、フルーツヨーグルト

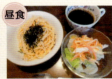
昼食
たらこのパスタ、人参とリンゴのサラダ、コーヒー

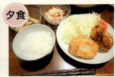
夕食
ごはん、コロッケ、キャベツ、トマト、うの花、人参とリンゴのサラダ

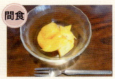
間食
マンゴー

↓

After

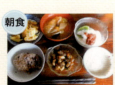
朝食
ごはん、五目豆、豚汁、かに玉、フルーツヨーグルト、豆乳ラテ

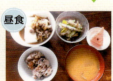
昼食
ごはん、豚汁、きびなごのマリネ、牛すき煮、すいか

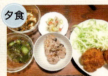
夕食
ごはん、メンチカツ、キャベツ、トマト、五目豆、きゅうりともずくの和え物、きびなごのマリネ

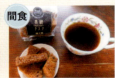
間食
黒糖ラスク、ブラックコーヒー

結果!!
腹囲 -4.1cm 内臓脂肪 -13.4㎠
体重 -1.1kg

Aさんのコメント
我慢もなく、内臓脂肪が減って嬉しい!
最初は、今までの食事を否定されたようで戸惑ったが、実はいつも買う肉の隣の肉を選べばよいだけ。やってみれば案外大丈夫だった。食べる量は減っておらず、むしろ増えており、我慢もない。玄米にかえたことで、腹持ちもいい。副菜は増えたが、作るのはたいして面倒ではなかった。これだけのことで内臓脂肪が減って嬉しい! 血液検査の数値が良くなるのも期待したい!

副菜
(野菜・きのこ・海藻・豆)
のレシピ

副菜2品を作るのは荷が重い？
旬の野菜や海藻、豆などを手軽においしく
毎日の食卓に取り入れるコツをご紹介します。

ひと工夫で毎日、ラクラク
副菜のコツ

主菜は頑張って作っても、副菜は考えるのが面倒で
いつもマンネリ……になっていませんか？
ほんのひと工夫で、簡単に副菜のバリエーションが広がるコツをお伝えします。

　黄金「比」レシピでは副菜2品を、旬の野菜、きのこ、海藻、芋類、豆、果物などからまんべんなく取り入れるのが理想です。これらの食材は、ビタミンやミネラル、食物繊維、ポリフェノールなど、健康に欠かせない栄養の宝庫ですが、作るのに手間がかかるのが悩みの種。そんな人のために、時間がなくても、簡単に、なるべく多くの野菜類をおいしく食べるための工夫を考えました。

基本の和えだれ＋余った野菜・きのこ・海藻・豆の組み合わせで無限のレパートリー

　たとえば、時間のある時に好きな和えだれを何種類か作っておけば、余った野菜を生のまま、もしくは茹でて、さっと和えるだけで、手軽に1品が作れます。
　たれと食材の掛け合わせで、レパートリーは無限大！　ぜひ、本書で紹介している組み合わせ以外にも、おいしい組み合わせをご自身で発見してください。

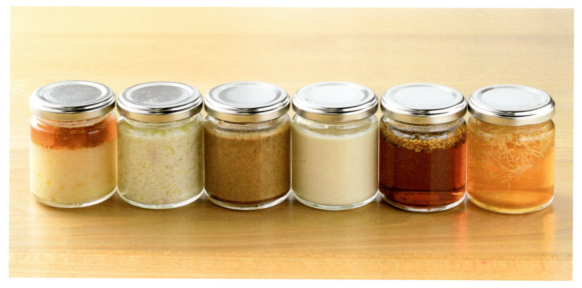

左から、ナムルだれ（P.62）、ツナドレッシング（P.63）、ごま和えのもと（P.64）、白和えのもと（P.65）、中華だれ（P.66）、酢しょうがのもと（P.67）。時間のある時に作っておくと便利です。

60　副菜のレシピ

みそ汁も具だくさんなら立派な副菜に

　黄金「比」レシピでは、具だくさんのみそ汁やスープも、副菜の1品と数えます。冷蔵庫に残っている野菜をいろいろ入れて具だくさんのみそ汁を作れば、簡単に副菜が1品完成です。

　洋風や中華風のスープにしたい時は、コンソメや中華だしを溶いたスープに余った野菜を入れるだけでOK。豆乳やトマトなどを入れて味に変化をつけるのもおすすめです。また、スープに入れる野菜は、切って冷凍しておくと、すぐに使えて便利です。

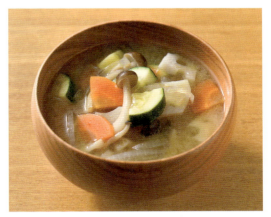

冷蔵庫の残り野菜を入れた具だくさんのみそ汁。塩分のとりすぎにならないよう、みそは控えめに。しょうがやこしょうを入れると、うす味でもおいしく食べられます。

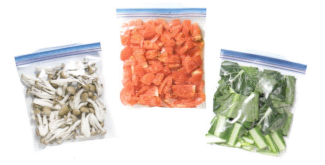

きのこは小房に分けて、トマトや小松菜は使いやすいように切って、そのまま冷凍。なるべく保存袋の空気を抜いて密閉して。

「レンチン」でそのまま作り置き

　時間がない時でも、作り置きがあると、副菜の1品として助かります。とはいえ、まとめて作る時間を捻出するのも結構大変。そんな時には、レンジでチンして、あら熱が取れたらそのまま冷蔵庫に入れられるおかずがとても便利です。

　保存容器は、清潔なものを使い、冷蔵保存する時には、しっかり密閉しましょう。また、保存容器から取り出す時も、きちんと洗った箸やスプーンを使って。保存期間は冷蔵庫で3日程度ですが、なるべく早く食べきりましょう。

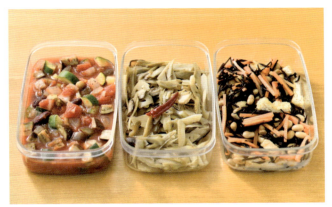

「レンチン」でできる作り置き。左から、ラタトゥイユ（P.70）、根菜のきんぴら、ひじきの煮物（ともにP.71）。保存する時には密閉して。

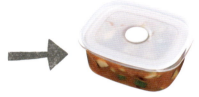

小分けにして冷凍しておくと、保存期間はもっと長く、好きな時に食べられて便利。

和えだれ 副菜

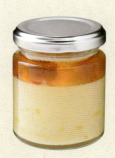

海藻やきのこ とも相性のいい万能だれ
ナムルだれ

材料（作りやすい量／約8人分）
ごま油…小さじ2
にんにく（すりおろし）…小さじ2
赤唐辛子（小口切り）…1本
鶏がらスープの素…小さじ2
塩…小さじ1/4
水…小さじ4

作り方
1. ボウルにすべての材料を入れ、混ぜ合わせる。
＊保存期間は冷蔵で約4〜5日間。好みで酢を加えてもおいしい。

レンジでナムルが手軽に
三色ナムル

エネルギー 53 kcal
たんぱく質 3.0 g
脂質 2.1 g（うちオメガ3　0.1 g）
炭水化物 6.3 g（糖質 2.7 g　食物繊維 3.6 g）
塩分相当量 0.6 g

材料（2人分）
ナムルだれ…小さじ2弱
人参（せん切り）…小1/3本（60 g）
もやし…1/3袋（100 g）
ほうれん草…1/2束（100 g）

作り方
1. 人参ともやしとほうれん草は水にさっとくぐらせ、それぞれ耐熱容器に入れラップをふんわりとかけ、電子レンジで加熱し（500W 約3分）、水気を切る。ほうれん草は冷水に取って、水気をしぼり、4cmに切り、もう一度水気をしぼる。
2. ナムルだれを3等分して、それぞれボウルに入れる。
3. 人参・もやし・ほうれん草をそれぞれ加え、よく和える。
4. 器にそれぞれ彩りよく盛り付ける。

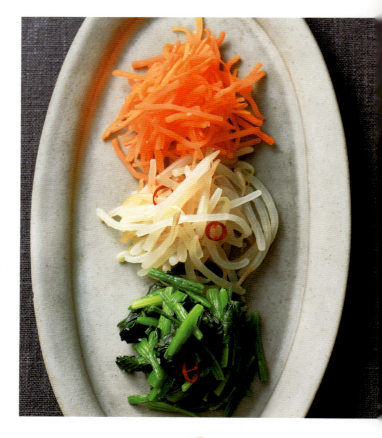

variation

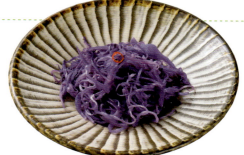

きのこのナムル
作り方　P.28

レッドキャベツのナムル
作り方　せん切りしたレッドキャベツをナムルだれで和える。

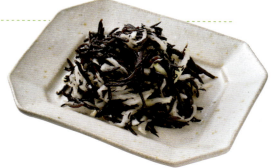

ひじきのナムル
作り方　水で戻したひじきと切り干し大根をナムルだれで和える。

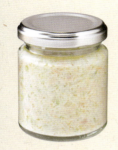

ヨーグルトを使った「食べるドレッシング」
ツナドレッシング

材料（作りやすい量／約6人分）
A
- 酢…大さじ2
- 塩…小さじ1/4
- 黒こしょう…ひとつまみ
- プレーンヨーグルト…90g
- ツナ（缶・汁気を切る）…1と1/2缶（120g）
- 玉ねぎ（みじん切り）…1/2個弱（90g）
- セロリ（みじん切り）…1本（90g）

エキストラバージンオリーブオイル…大さじ1

作り方
1. ボウルにAを混ぜ合わせ、オリーブオイルを少しずつ加えて乳化させる。
＊保存期間は冷蔵で2日間。なるべくその日のうちに食べきってください。

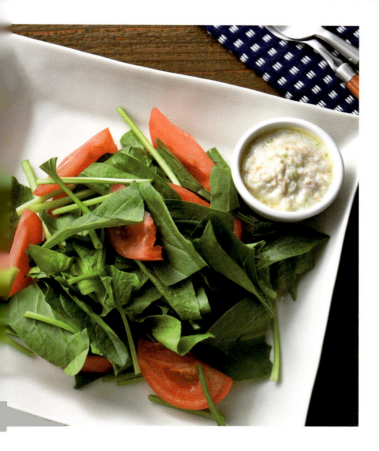

シンプルサラダもお店の味に
トマトサラダ

エネルギー 75 kcal
たんぱく質 5.2g
脂質 2.8g（うちオメガ3　0.1g）
炭水化物 8.3g（糖質 6.1g　食物繊維 2.2g）
塩分相当量 0.3g

材料（2人分）
ツナドレッシング…1/2カップ強
トマト（くし形切り）…1個（200g）
サラダほうれん草（長さ2〜3cm）…1/2袋（50g）

作り方
1. 器にトマト・サラダほうれん草を盛り付け、ツナドレッシングを添える。

variation
ブロッコリーとえびのサラダ
作り方　P.30

variation

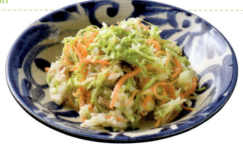

コールスロー
作り方　キャベツ・人参は塩もみし、しっかりと水分をしぼってからドレッシングで和える。

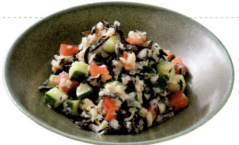

ひじきのサラダ
作り方　水で戻したひじきときゅうり・パプリカをドレッシングで和える。

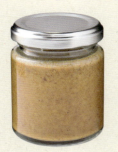

和えるだけで和食の定番副菜に
ごま和えのもと

材料（作りやすい量／約8人分）
白すりごま…大さじ4
きび砂糖…小さじ4
しょうゆ…小さじ2
水…小さじ4
和風だしの素…小さじ1

作り方
1. ボウルにすべての材料を入れ、混ぜ合わせる。
＊保存期間は冷蔵で約3日間。

意外な組み合わせが合う！
ブロッコリーと大豆のごま和え

エネルギー 65 kcal
たんぱく質 4.7 g
脂質 3.3 g（うちオメガ3　0.1 g）
炭水化物 5.6 g（糖質 2.4 g　食物繊維 3.2 g）
塩分相当量 0.5 g

材料（2人分）
ごま和えのもと…大さじ1
ブロッコリー（小房）…1/4株（80 g）
大豆水煮（缶）…1/4缶（30 g）

作り方
1. ブロッコリーは耐熱容器に入れ、ラップをふんわりとかけ、電子レンジで加熱する（500W 1分～）。
2. ボウルにごま和えのもと・ブロッコリー・大豆を入れ、よく和える。
3. 器に盛り付ける。

variation
小松菜と人参としめじのごま和え
作り方　P.36

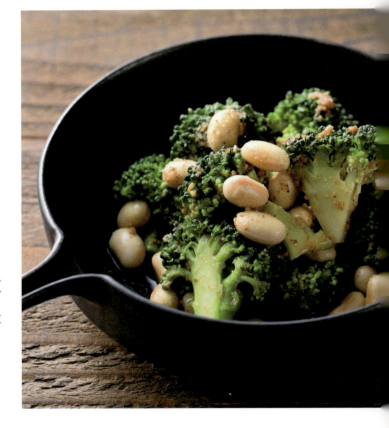

variation

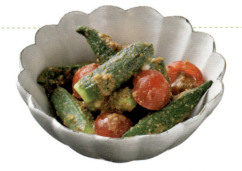

オクラとプチトマトのごま和え
作り方　茹でたオクラとプチトマトをごま和えのもとで和える。

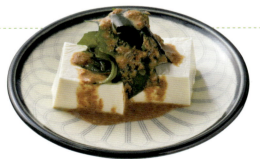

わかめと豆腐のごまだれがけ
作り方　水で戻したわかめと豆腐に、ごま和えのもとをかける。

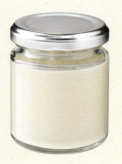

洋風にも使えるクリーミーさ
白和えのもと

材料（作りやすい量／約8人分）
木綿豆腐（しっかりと水切りする）
　…2/3丁（200g）
きび砂糖…小さじ4
しょうゆ…小さじ2

作り方
1. ボウルに豆腐・きび砂糖・しょうゆを入れ、泡立て器で豆腐をつぶしながらよく混ぜる。
＊保存期間は冷蔵で2日間。なるべくその日のうちに食べきってください。

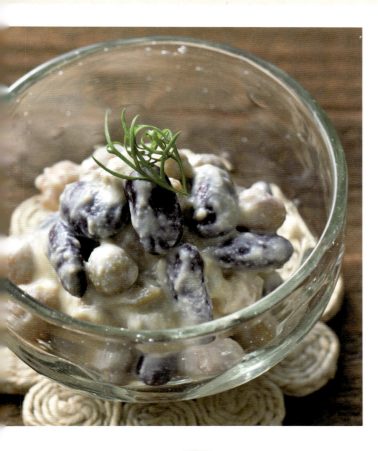

缶詰開けて和えるだけ！
豆の白和え

エネルギー 68 kcal
たんぱく質 4.0 g
脂質 1.5 g（うちオメガ3　0.1 g）
炭水化物 9.7 g（糖質 6.8 g　食物繊維 2.9 g）
塩分相当量 0.5 g

材料（2人分）
白和えのもと…大さじ2強
ミックスビーンズ水煮（缶）…1/2缶（50 g）
塩…少々

作り方
1. ボウルに白和えのもとを入れ、ミックスビーンズを加えて混ぜ、塩で味をととのえる。
2. 器に盛り付ける。

variation
トマトと春菊の白和え
作り方　P.26

variation

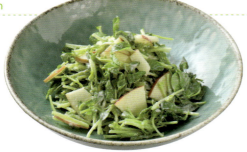

豆苗とリンゴの白和え
作り方　豆苗といちょう切りにしたリンゴを白和えのもとで和える。

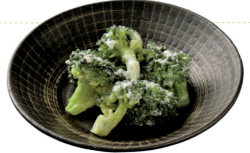

ブロッコリーの白和え
作り方　茹でたブロッコリーを白和えのもとで和える。

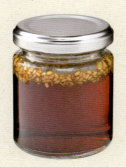

野菜にも肉にも合う
中華だれ

材料（作りやすい量／約8人分）
しょうゆ…大さじ2
酢…大さじ4
みりん…小さじ4
白炒りごま…小さじ4
ごま油…小さじ2

作り方
1. ボウルにすべての材料を入れ、混ぜ合わせる。
＊保存期間は冷蔵で約4〜5日間。

生野菜が少ない時のお助けサラダ
切り干し大根の さっぱり中華サラダ

エネルギー 59 kcal
たんぱく質 2.1 g
脂質 1.9 g（うちオメガ3　0.0 g）
炭水化物 8.9 g（糖質 6.7 g　食物繊維 2.2 g）
塩分相当量 0.7 g

材料（2人分）
中華だれ…大さじ2弱
切り干し大根（乾燥）…8 g
きゅうり（せん切り）…1本（100 g）
プチトマト（4等分）…6個（60 g）
きざみ海苔…適量

作り方
1. 切り干し大根はたっぷりの水で戻し、水気をしぼってザク切りにする。
2. ボウルに中華だれを入れ、切り干し大根・きゅうり・プチトマトを加え、よく混ぜ合わせる。
3. 器に盛り付け、きざみ海苔を飾る。

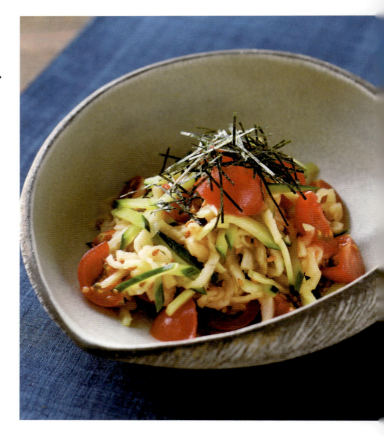

variation

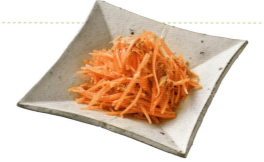

海藻と水菜のサラダ
作り方　P.28

人参とツナのサラダ
作り方　せん切りにした人参とツナを中華だれで和える。

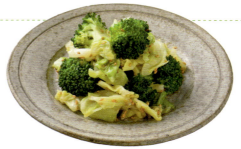

キャベツとブロッコリーの温野菜サラダ
作り方　茹でたブロッコリー・キャベツを、中華だれで和える。

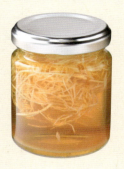

しょうががきいて飽きのこない味
酢しょうがのもと

材料（作りやすい量／約6人分）
A 酢…大さじ6
　きび砂糖…大さじ2
　塩…小さじ1/4
しょうが…3片（30g）

作り方
1. しょうがは皮をむき、繊維に沿ってせん切りにする（針しょうが）。
2. ボウルにAを合わせ、1を加える。
＊保存期間は冷蔵で約4〜5日間。

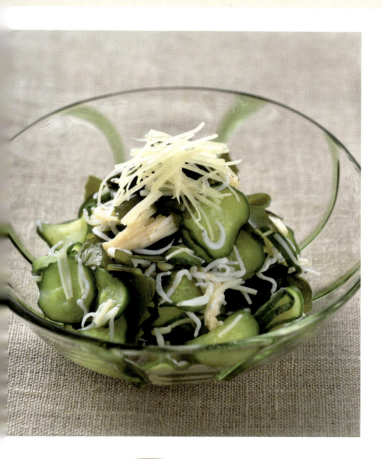

食欲のない時にもさっぱりいただける
きゅうりとえのきの酢しょうが和え

エネルギー 48 kcal
たんぱく質 5.0g
脂質 0.4g（うちオメガ3　0.1g）
炭水化物 7.6g（糖質 5.2g　食物繊維 2.4g）
塩分相当量 0.9g

材料（2人分）
酢しょうがのもと…大さじ2強
きゅうり…1本（100g）
しらす…30g
えのき（長さ5cm）…小1/2袋（50g）
わかめ（乾燥）…2g

作り方
1. きゅうりは塩少々（分量外）で板ずりし、洗って厚さ2mmの小口切りにする。塩（分量外）をまぶして10分ほど置き、水気をしぼる。
2. わかめはたっぷりの水で戻し、水気を切って食べやすい大きさに切る。
3. えのきは耐熱容器に入れ、ラップをふんわりとかけ電子レンジで加熱する（500W 30秒〜）。
4. ボウルに酢しょうがのもとを入れ、1・2・3としらすを加え、和える。
5. 器に盛り付ける。

variation

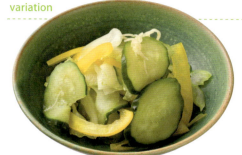

大根と黄パプリカの酢の物
作り方　大根・パプリカ・セロリ・きゅうりはすべて塩もみし、酢しょうがのもとで和える。

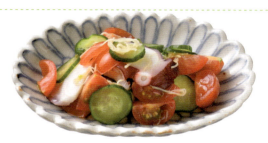

たことプチトマトの酢の物
作り方　塩もみしたきゅうりとたことプチトマトを酢しょうがのもとで和える。

焼き野菜のさっぱりマリネ
作り方　P.34

具だくさんスープ

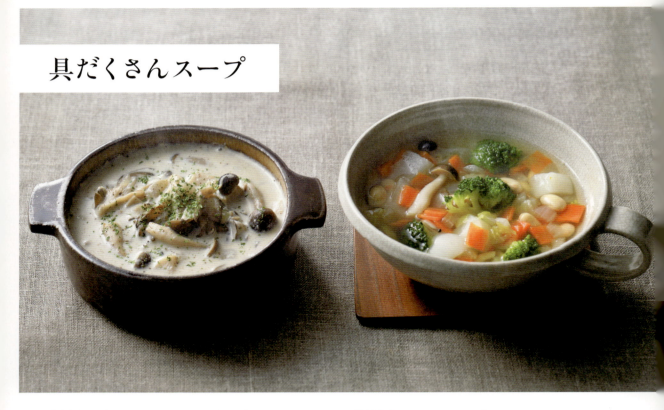

手早くできるのに、しっかりしたコク!
きのこの豆乳スープ

エネルギー 74 kcal
たんぱく質 4.7 g
脂質 3.7 g（うちオメガ3　0.1 g）
炭水化物 8.5 g（糖質 5.6 g　食物繊維 2.9 g）
塩分相当量 0.5 g

材料（2人分）
A ┌ 玉ねぎ（1cm角）…1/4個（50 g）
　├ エリンギ（1cm角）…1/2パック（50 g）
　├ しめじ（小房）…1/2パック（50 g）
　└ まいたけ（小房）…1/2パック（50 g）
バター（食塩不使用）…5 g
水…150 cc
コンソメ（顆粒）…小さじ1/2
無調製豆乳…130 cc
塩…少々
黒こしょう…少々
パセリ（乾燥）…適量

作り方
1. 鍋にバターを熱し、Aを加え、しんなりするまで炒める。
2. 水・コンソメを加え、煮立ててアクを除き、フタをして煮込む（5分〜）。
3. 無調整豆乳を加えて沸騰しないように温め、塩・黒こしょうで味をととのえる。
4. 器に盛り付け、パセリをちらす。

腹持ちのいいスープ
大豆のコンソメスープ煮

エネルギー 71 kcal
たんぱく質 5.0 g
脂質 2.0 g（うちオメガ3　0.2 g）
炭水化物 9.8 g（糖質 5.5 g　食物繊維 4.3 g）
塩分相当量 0.9 g

材料（2人分）
A ┌ 大豆水煮（缶）…1/2缶弱（50 g）
　├ キャベツ（1cmの色紙切り）…約1/2枚（30 g）
　├ 玉ねぎ（1cm角）…1/4個（50 g）
　├ 人参（1cm角）…小1/4本（40 g）
　├ かぶ（2cm角）…1/2個（50 g）
　├ しめじ（小房）…1/5パック（20 g）
　├ コンソメ（顆粒）…小さじ1
　└ 水…400 cc
ブロッコリー（小房）…1/10株（30 g）
塩…少々
白こしょう…少々

作り方
1. 鍋にAを入れて加熱し、ひと煮立ちさせる。
2. アクを除きながら煮る（弱火10分〜）。
3. ブロッコリーを加え、やわらかくなるまでさらに煮る。
4. 塩・白こしょうで味をととのえ、器に盛り付ける。

キムチ入りで旨みもアップ！
ピリ辛けんちん汁

エネルギー 82kcal
たんぱく質 4.0 g
脂質 2.8 g（うちオメガ3　0.1 g）
炭水化物 9.4 g（糖質 6.9 g　食物繊維 2.5 g）
塩分相当量 1.0 g

材料（2人分）
- A
  - ごぼう（ささがき）…1/5本（40g）
  - 人参（いちょう切り）…小1/4本（40g）
  - 大根（いちょう切り）…1cm（30g）
- ごま油…小さじ1/2
- 水…300cc
- 和風だしの素…小さじ1/2
- 木綿豆腐（2cmの角切り）…1/4丁（80g）
- しょうゆ…小さじ1
- みりん…小さじ1
- 酒…小さじ1
- 白ねぎ（小口切り）…1/10本（10g）
- キムチ（白菜）…20g

作り方
1. 鍋にごま油を熱し、Aを加えて軽く炒め、水・和風だしの素を加え、ひと煮立ちさせる。
2. 野菜に火が通ったら、木綿豆腐を入れ加熱する。
3. しょうゆ・みりん・酒・白ねぎ・キムチを加え温める。
4. 器に盛り付ける。

レンチン副菜

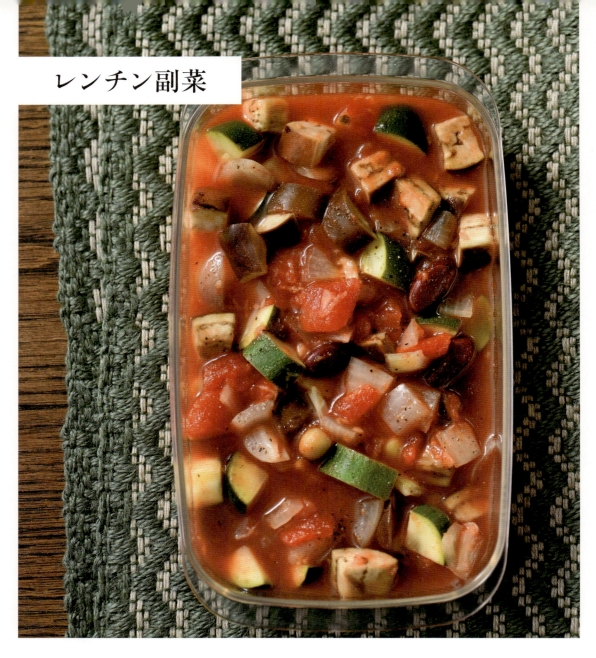

フレッシュ感があってさっぱり
簡単ラタトゥイユ

エネルギー 70 kcal
たんぱく質 3.1 g
脂質 0.5 g（うちオメガ3　0.0 g）
炭水化物14.4 g（糖質10.8 g　食物繊維3.6 g）
塩分相当量 0.6 g

材料（2人分）
- A
  - ズッキーニ（1cm角）…1/3本（50 g）
  - なす（1cm角）…1/2本（50 g）
  - 玉ねぎ（1cm角）…1/4個（50 g）
  - ミックスビーンズ水煮（缶）…1/4缶（25 g）
  - 水…90 cc
- B
  - しょうが（すりおろし）…小さじ1
  - カットトマト（缶）…1/2缶弱（150 g）
  - コンソメ（顆粒）…小さじ1
  - きび砂糖…小さじ1/2
- 黒こしょう…少々

作り方
1. 耐熱容器にAを入れ、ラップをふんわりとかけ、電子レンジで加熱する（500W 4分〜）。
2. Bを加えて混ぜ、ラップをふんわりとかけ、電子レンジで加熱する（500W 3分〜）。
3. 黒こしょうで味をととのえ、器に盛り付ける。
＊保存する場合は、冷蔵で2〜3日。

シャキシャキとした歯ごたえ
根菜のきんぴら

エネルギー 83 kcal
たんぱく質 2.7 g
脂質 1.1 g（うちオメガ3　0.0 g）
炭水化物 16.6 g（糖質 12.3 g　食物繊維 4.3 g）
塩分相当量 0.7 g

材料（2人分）
A ｜ ごぼう…1/2本（80 g）
　｜ れんこん（いちょう切り）…小1/2節（80 g）
　｜ しいたけ（薄切り）…2枚（40 g）
　｜ 赤唐辛子…1本
　｜ ごま油…小さじ1/4
B ｜ 酒…大さじ1/2
　｜ しょうゆ…大さじ1/2
　｜ きび砂糖…小さじ1
　｜ みりん…小さじ1/2
白炒りごま…小さじ1/2

作り方
1. ごぼうはささがきにし、水にさらし（10分）、水気を切る。
2. 耐熱容器に**A**を入れラップをふんわりとかけ、電子レンジで加熱する（500W 3分〜）。
3. **B**を加えて混ぜ、ラップをせずに再び電子レンジで加熱する（500W 4分〜）。
4. 器に盛り付け、白炒りごまをちらす。
＊保存する場合は、冷蔵で2〜3日。

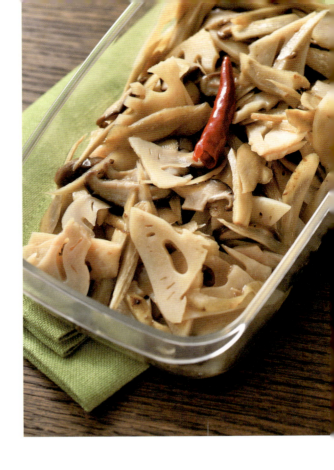

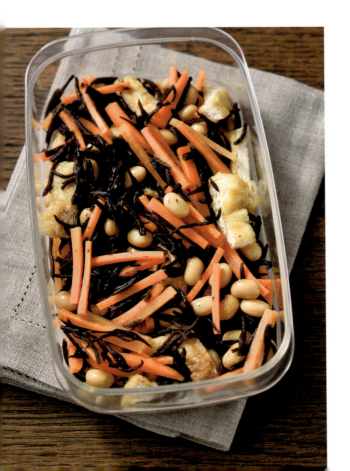

レンジで5分でできるお手軽さ！
ひじきの煮物

エネルギー 88 kcal
たんぱく質 5.7 g
脂質 4.4 g（うちオメガ3　0.3 g）
炭水化物 7.3 g（糖質 3.4 g　食物繊維 3.9 g）
塩分相当量 0.7 g

材料（2人分）
ひじき（乾燥）…6 g
大豆水煮（缶）…1/2缶弱（50 g）
人参（長さ3cmの細切り）…小1/4本（40 g）
油揚げ（油抜きして幅7mm）…1/3枚（15 g）
しょうゆ…小さじ1
きび砂糖…小さじ1
酒…小さじ1

作り方
1. ひじきはたっぷりの水で戻す。
2. 耐熱容器に材料すべてを入れ、ラップをふんわりとかけ、電子レンジで加熱する（500W 4分〜）。
3. 器に盛り付ける。
＊保存する場合は、冷蔵で2〜3日。

Column 3
内臓脂肪をためない油「オメガ3」って何？

おなか痩せの黄金「比」の中で、重要な役割を果たすオメガ3。
身体によい油として最近よく聞くけれど、どこまで知っていますか？

オメガ3は、人間の体内で作ることができない必須脂肪酸のひとつで、植物油に含まれるα-リノレン酸、青魚に含まれるEPA、DHAがあります。動脈硬化予防や脳機能改善など様々な効果があり、オメガ3を含む青魚などを積極的にとるのがおすすめです。

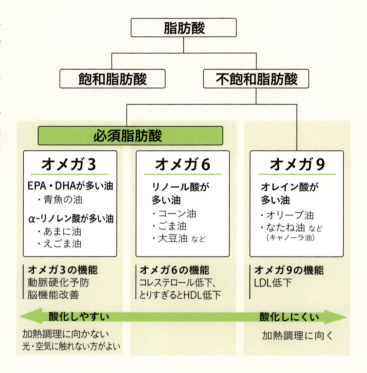

気をつけないと、とりすぎる?! 脂質の盲点

ひとつの油の中には複数の脂肪酸が含まれているので、身体によい油だからと言って、とりすぎは禁物。

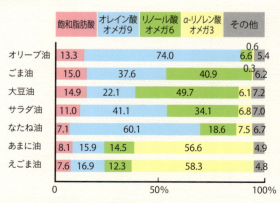

各種食用油の脂肪酸組成　出典：『日本食品標準成分表2015年版（七訂）』より作図

1品で黄金「比」のレシピ

主菜・副菜と手が回らない日は、なべ、丼ものなど、
それだけで黄金「比」になる一品料理に頼って。
さっと食べたいランチにもおすすめです。

主菜・副菜と分けて作れない日は
一品料理で黄金「比」のコツ

ごはんに、主菜1品、副菜2品が黄金「比」レシピの理想ですが、現実には、手が回らない日も。そんな時でも、ちょっとした知識があれば、一品料理を黄金「比」に近づけることができます。

〈穀類〉:〈魚介・肉・大豆製品・卵〉:〈野菜類〉=1:1:2

　3つのおなか痩せの黄金「比」は、たんぱく質／脂質＝2.25、食物繊維／炭水化物≧0.063、オメガ3／脂質≧0.054（P.10～11参照）。これを食材に落とし込むと、〈穀類〉:〈魚介・肉・大豆製品・卵〉:〈野菜類〉の見た目のボリュームが、1:1:2になるようにすれば、黄金「比」に近づけることができます。

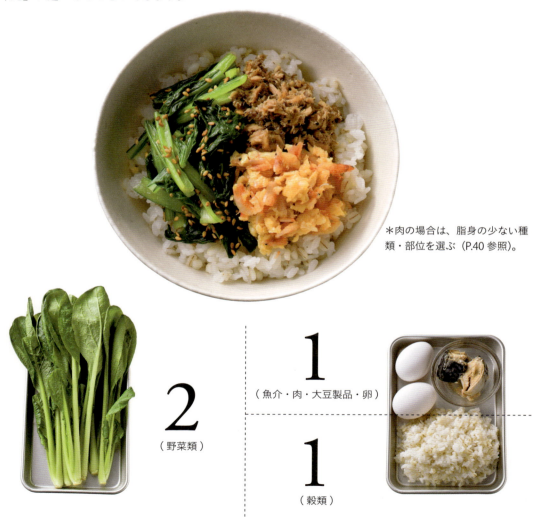

＊肉の場合は、脂身の少ない種類・部位を選ぶ（P.40参照）。

2（野菜類）

1（魚介・肉・大豆製品・卵）

1（穀類）

主食の選び方

主食となるごはんは、一品料理の時も麦ごはんや玄米、雑穀米がおすすめです。パンや麺類などにする時は、なるべく精製されていないもの（色の茶色いもの）を選ぶようにすると、食物繊維、ビタミンやミネラルなどが豊富です。

1食あたりのカロリーと食物繊維量の比較

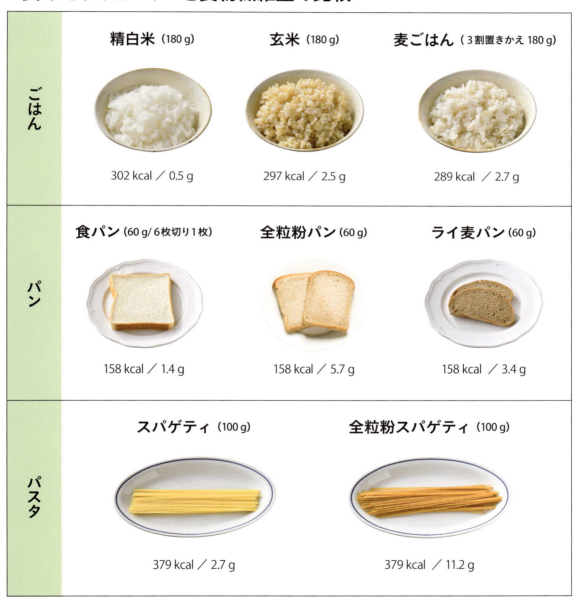

＊全粒粉パン、全粒粉スパゲティ、ライ麦パンなどは100％全粒粉やライ麦を使っている場合で計算。
販売されている全粒粉のパンなどは、10％程度しか含まれていないものもあるので、必ず、食品表示を確かめて。少なくとも、全粒粉のほうが小麦粉よりも先に表示されている（全粒粉のほうが小麦粉よりも多い）ものを選ぶようにしたい。

なべ

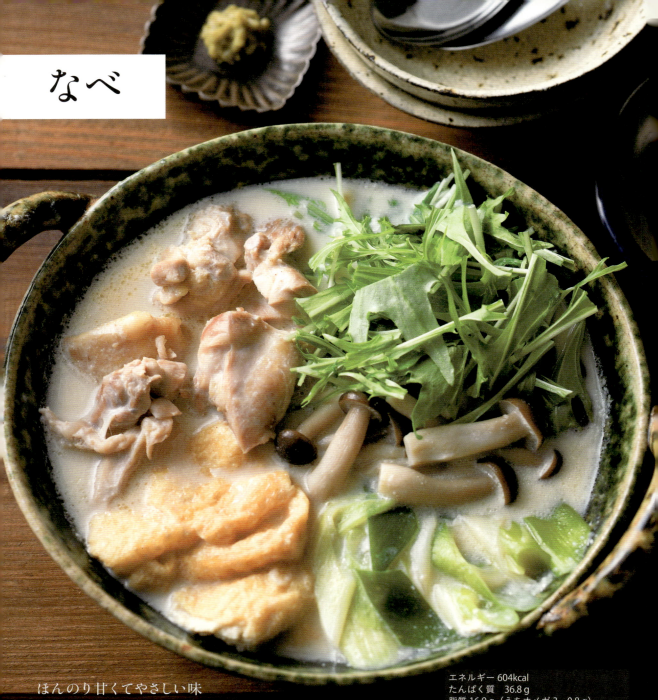

ほんのり甘くてやさしい味
鶏豆乳なべ

エネルギー 604kcal
たんぱく質 36.8g
脂質 16.9g（うちオメガ3 0.8g）
炭水化物72.8g（糖質65.7g 食物繊維7.1g）
塩分相当量 2.8g

材料（2人分）
鶏もも肉（皮なし）（ひとくち大）… 160g
白ねぎ（長さ4cmの斜め切り）… 1本（100g）
油揚げ（油抜きし食べやすい大きさに）
　　　　　　　　　　　… 1枚（50g）
しめじ（小房）… 1/2パック（50g）
水菜（長さ4cm）… 1と1/2袋（150g）

A｜水 … 200cc
　｜無調整豆乳 … 300cc
　｜和風だしの素 … 小さじ1
　｜しょうゆ … 小さじ2
　｜みりん … 大さじ1
　｜塩 … 少々

柚子こしょう … 適量
うどん（茹で麺）… 2玉

作り方
1. 鍋にAを入れ、ひと煮立ちさせる。
2. 鶏肉・白ねぎ・油揚げ・しめじを加え煮た後に、水菜を加え、さっと加熱する。
3. お好みで柚子こしょうを添える。シメにうどんを入れ、温める。

＊鶏もも肉は、さけに替えても。

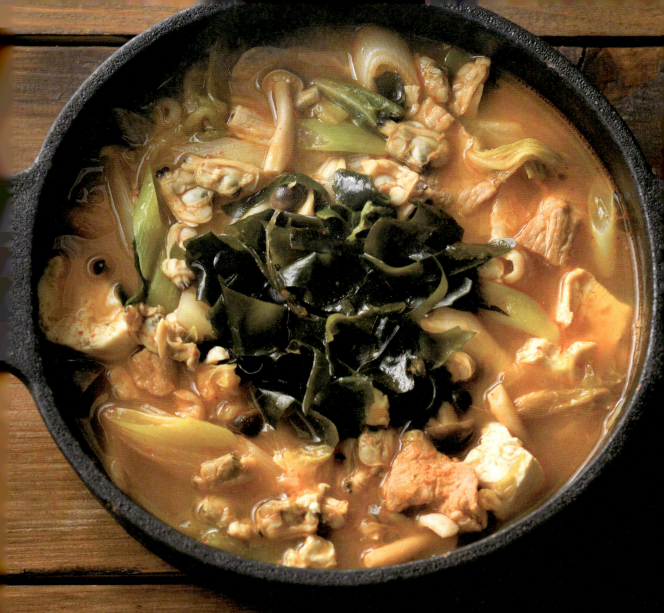

炒めることでコクがアップ
豆腐キムチなべ

エネルギー 526kcal
たんぱく質　34.3ｇ
脂質 12.1ｇ（うちオメガ3　0.6ｇ）
炭水化物69.5ｇ（糖質61.4ｇ　食物繊維8.1ｇ）
塩分相当量 3.2ｇ

材料（2人分）
豚もも薄切り肉（食べやすい大きさに）…120ｇ
なたね油…大さじ1/2
A｜キムチ（白菜）（ザク切り）…50ｇ
　｜白菜（3〜4㎝のザク切り）…1枚（100ｇ）
　｜白ねぎ（青い部分も含む）…1本（100ｇ）
　｜しめじ（小房）…1パック（100ｇ）
　｜コチュジャン…小さじ2
B｜水…300cc〜
　｜鶏ガラスープの素…小さじ1
　｜きび砂糖…小さじ1
木綿豆腐（水切りする）…1/2丁（150ｇ）
あさり水煮（缶・水気を切る）…1缶（60ｇ）
わかめ（乾燥・戻して水気を切る）…3ｇ
うどん（茹で麺）…2玉

作り方
1. 鍋になたね油を熱し、豚肉を入れ、炒める。
2. Aを加え、炒め合わせる。白菜がしんなりとしたらBを加え、煮立たせる。
3. 木綿豆腐をスプーンでひとくち大にすくって加え、あさり・わかめを加え、温める。
4. シメにうどんを入れ、温める。
＊シメは麦ごはんで雑炊にしてもおいしい。

ごはんもの

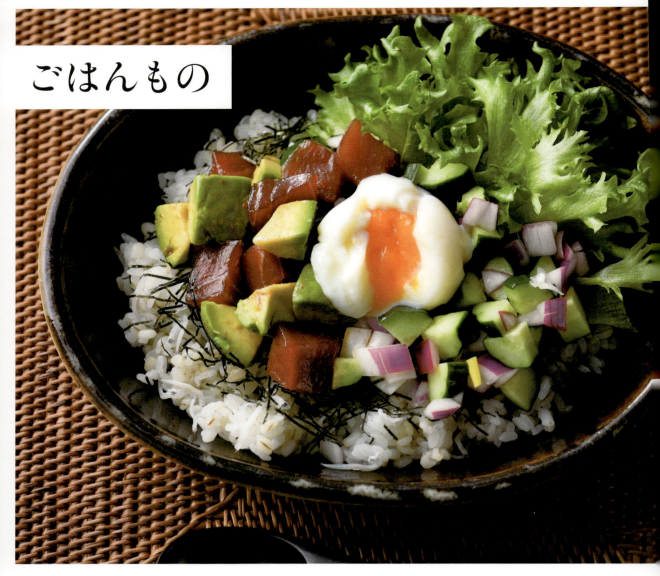

切って混ぜるだけなのに見栄えもいい！
まぐろとアボカドのカラフル丼

エネルギー 628kcal
たんぱく質 33.0g
脂質 16.9g（うちオメガ3 1.0g）
炭水化物86.0g（糖質78.1g 食物繊維7.9g）
塩分相当量 2.4g

材料（2人分）

- 麦ごはん … 2膳分（400g）
- しらす … 30g
- 紫玉ねぎ（1cm角）… 1/4個（60g）
- きゅうり（1cm角）… 1本（100g）
- A｜酢 … 小さじ2
  ｜きび砂糖 … 小さじ1
- B｜きび砂糖 … 大さじ1
  ｜しょうゆ … 大さじ1
- 豆板醤 … 小さじ1/2
- ごま油 … 小さじ1/2
- まぐろ赤身（2cm角）… 100g
- アボカド（2cm角）… 1/2個（60g）
- フリルレタス … 4枚（80g）
- 温泉卵 … 2個
- きざみ海苔 … 適量

作り方

1. 麦ごはんを炊き（炊き方はP.22）、しらすを混ぜておく（しらす麦ごはん）。紫玉ねぎは水にさらし（10分）、水気を切る。
2. ボウルにAを入れて混ぜ、紫玉ねぎ・きゅうりを加え、和える。
3. 別のボウルにBを入れて混ぜ、豆板醤・ごま油の順で加え、その都度よく混ぜる。最後にまぐろ・アボカドを加え、和える。
4. 器にしらす麦ごはんを盛り、きざみ海苔をちらし、フリルレタス・**2**・**3**の順にのせ、中心をくぼませて温泉卵をのせる。

＊まぐろは、かつおに替えても。麦ごはんは1人分200gと多めなので、減らしても。

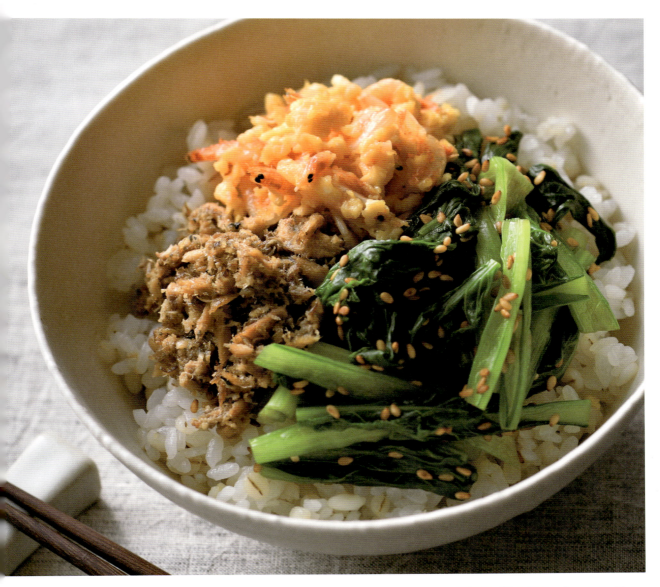

缶詰だからいつでも作れる
さばそぼろの三色丼

エネルギー 617kcal
たんぱく質 31.4g
脂質 16.6g（うちオメガ3 1.7g）
炭水化物77.8g（糖質72.8g 食物繊維5.0g）
塩分相当量 1.6g

材料（2人分）
麦ごはん … 2膳分（400g）
小松菜 … 3/4束（160g）
卵 … 2個
素干しえび … 20g
酒 … 小さじ1
なたね油 … 小さじ1
さば水煮（缶）… 1缶（100g）
酒 … 大さじ2
A｜きび砂糖 … 小さじ1
　｜みりん … 小さじ1
　｜しょうゆ … 小さじ1/2
　｜しょうが（すりおろし）… 小さじ1
B｜白炒りごま … 大さじ1
　｜しょうゆ … 小さじ1
　｜きび砂糖 … 小さじ1/2

作り方
1. 麦ごはんを炊いておく（炊き方はP.22）。
2. 小松菜は水にさっとくぐらせてから耐熱容器に入れ、ラップをふんわりとかけ電子レンジで加熱（500W 2分〜）。冷水に取って水気をしぼり4cmに切り、もう一度水気をしぼる。
3. ボウルに卵を割りほぐし、素干しえび・酒を加え、よく混ぜる。
4. フライパンになたね油を熱し、**3**を流し入れて菜箸で混ぜながら火を通す（中火）。
5. 半熟状になったところでフライパンを火からおろし、卵が冷めてポロポロになるまで混ぜ、取り出す（炒り卵）。
6. 同じフライパンにさば水煮を汁ごと入れ、木ベラでほぐしながら炒め、酒を加えアルコール分を飛ばす。**A**を加え、煮汁がなくなるまで煮詰める（中火約3分）（さばそぼろ）。
7. ボウルに小松菜・**B**を入れ、和える。
8. 器に麦ごはんを盛り、**5**・**6**・**7**を彩りよくのせる。

＊素干しえびはなくてもよい。麦ごはんは1人分200gと多めなので、減らしても。

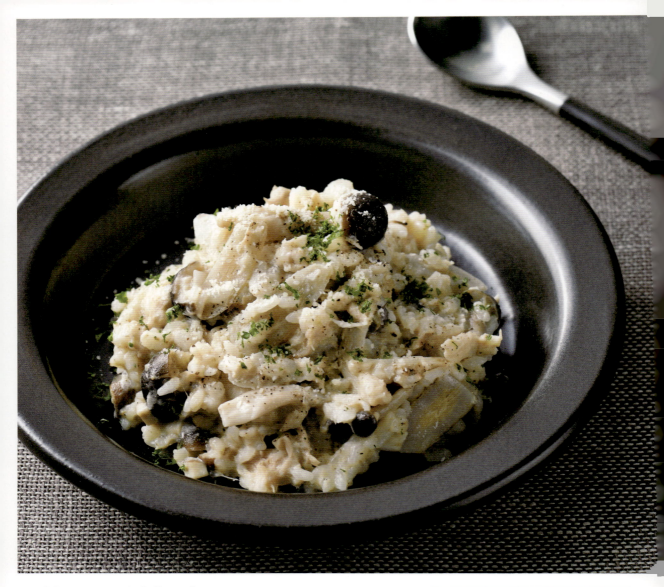

残りごはんでも本格リゾットに
きのことごぼうのリゾット

エネルギー 536kcal
たんぱく質 27.0 g
脂質 13.1 g（うちオメガ3 0.2g）
炭水化物 79.2 g（糖質 72.0 g　食物繊維 7.2 g）
塩分相当量 1.6 g

材料（2人分）
麦ごはん … 2膳分（350 g）
バター（食塩不使用）… 10 g
A
ツナ（缶）… 2缶（160 g）
マッシュルーム（5mm）… 4個（50 g）
しめじ（小房）… 1パック（100 g）
玉ねぎ（みじん切り）… 1/2個（100 g）
ごぼう（ささがきにしてアクを抜く）… 1/3本（50 g）
牛乳 … 200 cc
コンソメ（顆粒）… 小さじ1
プロセスチーズ … 25 g
塩 … 少々
黒こしょう … 少々
パセリ（みじん切り）… 適量

作り方
1. 麦ごはんを炊いておく（炊き方はP.22）。
2. 鍋にバターを熱し、Aを加え、しんなりするまで炒める。
3. 麦ごはんと牛乳を加えて煮て（弱～中火5分～）水分を飛ばす。コンソメ・プロセスチーズ・塩・黒こしょうで味をととのえる。
4. 器に盛り付け、パセリを飾る。

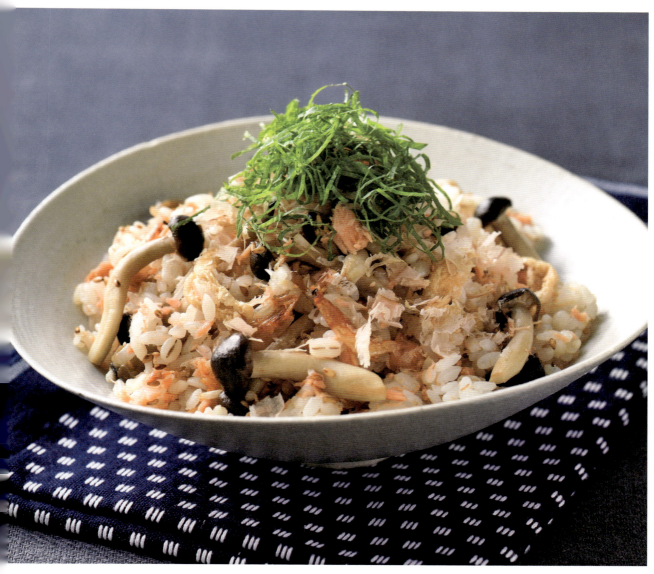

市販のさけフレークで手軽に1品
さけフレークの混ぜごはん

エネルギー 538 kcal
たんぱく質 26.6 g
脂質 13.8 g（うちオメガ3 1.6 g）
炭水化物 75.3 g（糖質 69.7 g 食物繊維 5.6 g）
塩分相当量 1.5 g

材料（2人分）
- 麦ごはん … 2膳分（400 g）
- 油揚げ（油抜きして細い短冊切り）… 1/2枚（25 g）
- しめじ（小房）… 1パック（100 g）
- 素干しえび … 10 g
- A
  - しょうが（すりおろし）… 小さじ1
  - しょうゆ … 小さじ1
  - みりん … 小さじ1
  - 酒 … 小さじ1
- さけフレーク（瓶）… 1瓶（100 g）
- 白炒りごま … 大さじ1
- 大葉（せん切り）… 2枚
- 削りがつお … 適量

作り方
1. 麦ごはんを炊いておく（炊き方はP.22）。
2. フライパンに油揚げ・しめじ・素干しえびを入れ、炒める。あら熱を取りAを加え、汁気がなくなるまで炒める。
3. 麦ごはんに2とさけフレーク・白炒りごまを加え、切るように混ぜる。
4. 器に盛り付け、大葉・削りがつおを飾る。

＊さけフレークは、あじなどのほぐし身に替えても。しょうがやみょうがなどの薬味をプラスして酢めしにすると、ちらし寿司風に。麦ごはんは1人分200gと多めなので、減らしても。

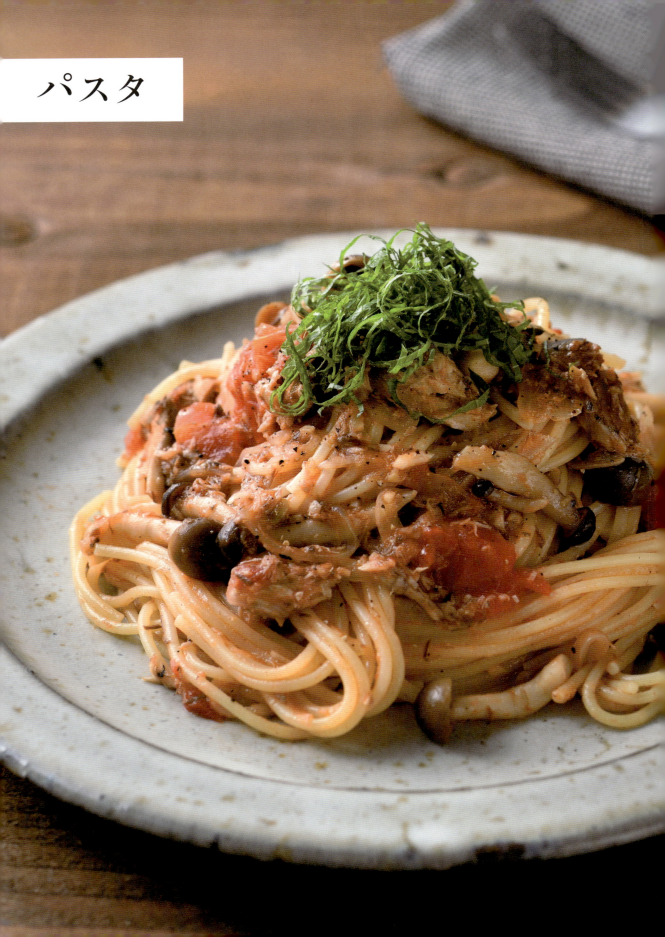

パスタ

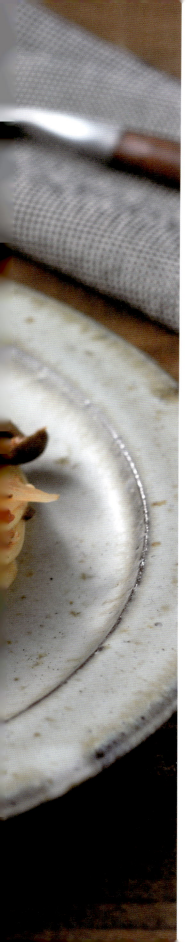

トマトとさばの旨みがしっかり！
さば水煮缶 de トマトパスタ

エネルギー 730kcal
たんぱく質　35.5g
脂質 24.9g（うちオメガ3　3.0g）
炭水化物 86.3g（糖質 79.4g　食物繊維 6.9g）
塩分相当量 0.9g

材料（2人分）
スパゲティ（乾燥）…200g
なたね油…小さじ1
にんにく（みじん切り）…1片（10g）
赤唐辛子（小口切り）…1/2本
玉ねぎ（繊維に沿った薄切り）…1/2個（100g）
しめじ（小房）…1パック（100g）
酒…小さじ1
さば水煮（缶）…2缶弱（180g）
カットトマト（缶）…1/2缶弱（150g）
ローリエ…1枚
塩…小さじ1/4
黒こしょう…少々
大葉（せん切り）…3枚

作り方
1. スパゲティはタイミングを見計らい、塩（分量外）を加えた熱湯で、パッケージの表示通りにアルデンテに茹でる。
2. フライパンに、なたね油・にんにく・赤唐辛子を入れ弱火にかけ、よい香りがするまで炒める。
3. 玉ねぎ・しめじを加えて炒め、酒・さば水煮を汁ごと入れ、強火で汁気を飛ばす。
4. カットトマトとローリエを加えて煮詰める。
5. 塩・黒こしょうで味をととのえ、茹でたスパゲティをからめる。
6. 器に盛り付け、大葉を飾る。
＊スパゲティは1人分100gと多めなので、減らしても。

Column 4
ワーキングマザーのスタッフWが発案！「スープ五変化」で、平日を乗り切る

毎日、おなか痩せの黄金「比」レシピを実践できれば理想的ですが、現実には、忙しくて、一品料理すらできない週もあるかもしれません。そんな時のヒントに、花王「スマート和食」の開発スタッフWの、究極の手抜き黄金「比」レシピ「スープ五変化」をご紹介！

　ちゃんと作りたい気持ちはあるんだけど、とにかく時間がない……。そんな時でも黄金「比」に近いバランスでの食事を実践するために、花王「スマート和食」の開発スタッフでワーキングマザーのWが、実生活の中から生み出したアイディアが「スープ五変化」です。
　基本的には、P.74の「一品料理で黄金『比』のコツ」に基づいて初日のスープを作り、そこから毎日、食材を追加し、飽きないように味を変えていきます。スタッフWのリアルな1週間レシピから、ぜひ、エッセンスを取り入れて、忙しい時でも黄金「比」レシピを続けるヒントにしてください。

1日目

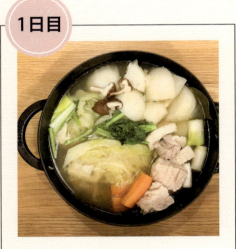

豚もも肉のポトフ＋麦ごはん

コンソメベースのスープに、豚もも肉と家にあった残り野菜（キャベツ、かぶ、かぶの葉、長ねぎ、人参、しいたけなど）を投入。鍋いっぱいのスープを作る。麦ごはんと一緒に。

2日目

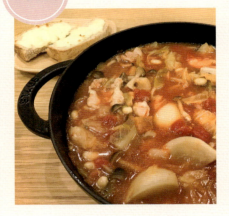

トマト大豆スープ＋チーズトースト

1日目の残りに、トマト缶、玉ねぎ、しめじ、大豆缶、水を追加し、塩、こしょうで味をととのえたら、**トマト味のスープ**に早変わり。全粒粉パンのチーズトーストと一緒に食べる。昨日の肉が減った分、チーズと大豆でたんぱく質をプラス。

3日目

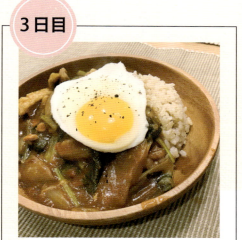

トマトカレーライス

2日目の残りに、かぶの葉の残り、カレー粉を追加して、**トマトカレー味**に。カレールーは脂質が多いので使わず、カレー粉を使うのがポイント。肉と大豆が少なくなっていたので、目玉焼きをのせてたんぱく質をアップ。カレーライスに。

4日目

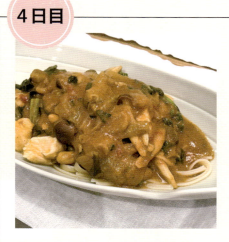

カレーミルクスープスパゲティ

3日目の残りに、鶏むね肉、ほうれん草、牛乳を追加して、優しい**カレーミルク味**に。主食として、茹でたスパゲティにかけ、スープスパゲティに。

5日目

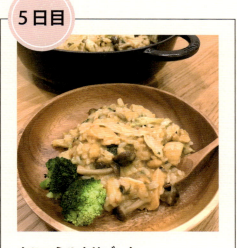

カレーミルクリゾット

4日目の残りに、玄米ごはん、しめじ、チーズを少し追加し、**カレーミルクリゾット**に。野菜が減っていたので、食べる直前にレタスを加えて歯ごたえをアップし、ブロッコリーも添えて。

POINT

黄金「比」の栄養バランスのポイントは、1食あたり、魚介・肉・大豆製品をあわせてこぶし1つ分くらい、野菜はその2倍くらいの量になることを目安に、食材を追加していくこと。肉は鶏のむね肉や牛・豚のもも肉など、脂質が少ない肉を選びます。野菜は、その時使い切ってしまいたい、家にある残り野菜でOK。スープには主食が入っていないので、その都度、ごはんやパン、麺などを一緒に食べます。保存は冷蔵庫で。

スタッフW プロフィール

花王「スマート和食」の開発にたずさわり、本書の企画も担当。3歳児と0歳児の二児の母でもある。料理は好きだが、とにかく時間がない！

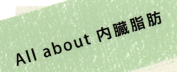

内臓脂肪についてもっと知りたい！

危険な脂肪である内臓脂肪にまつわる疑問についてお答えします。
さらに詳しく知りたい人は、
内臓脂肪ラボ（http://naibo.jp/）の内臓脂肪Q＆Aも参考にしてください。

Q 内臓脂肪って、なぜ面積で表されるの？

内臓脂肪量は、「おへその高さでの内臓脂肪の断面積」で測定するからです。もともとは、CTスキャンでお腹の断面を撮影して内臓脂肪を測定していたため、面積で基準が決められています。だから、内臓脂肪量の単位は、平方センチメートル（cm²）なのです。

Q 内臓脂肪の面積がどのくらいだと、要注意なの？

100cm²以上の人では、生活習慣病のリスクが高くなることがわかっています。内臓脂肪の蓄積は、高血糖・高血圧・脂質異常といったメタボリックシンドロームの各危険因子と深い関わりがあり、内臓脂肪が増加すると、生活習慣病のリスクが高くなることが、国内外の介入研究によってわかっています。

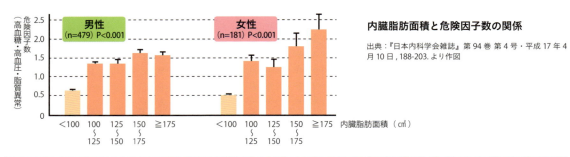

内臓脂肪面積と危険因子数の関係

出典：『日本内科学会雑誌』第94巻 第4号・平成17年4月10日，188-203. より作図

Q 内臓脂肪の変動を自分でチェックするには？

健康診断の後も、ご自身で腹囲を測定すれば、内臓脂肪面積の変動の目安になります。
なお、腹囲は、おへその高さで測るもので、ウエストとは違います。腹囲を測る時には、次のことに気をつけてください。

・空腹時に測る
・両足をそろえて立った状態で測る
・軽く息を吐く
・背中側もおへその高さで水平に測る
・メジャーがねじれないようにする

Q 健康診断で測る腹囲で、正確な内臓脂肪が分かるの？

本来は内臓脂肪を測ることが理想ですが、以前は、CTスキャンしかその手段がなかったため、すべての人が受けるのは難しいということで、簡易的な方法として、代わりに腹囲（おへその高さでのお腹周り）を測るようになりました。

内臓脂肪面積と腹囲には相関関係があり、内臓脂肪面積が100cm²以上に相当する腹囲は、男性で85cm以上、女性で90cm以上と言われています。女性は皮下脂肪がつきやすいため、男性より腹囲基準が大きくなっています。

ただし、腹囲だけでは、隠れ内臓脂肪型肥満の人を見つけることは難しいので、内臓脂肪測定器で測ったほうが正確です。

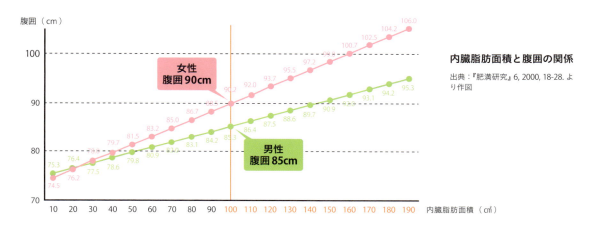

内臓脂肪面積と腹囲の関係
出典：『肥満研究』6, 2000, 18-28. より作図

Q 男性の肥満の9割以上が、「内臓脂肪型肥満」って本当？ 女性は？

本当です。男性の肥満の9割以上は内臓脂肪型肥満と言われています。女性の場合は、更年期以降には内臓脂肪型肥満の人が多くなります。

BMIが25以上の肥満の人の中で、男女別に内臓脂肪型と皮下脂肪型肥満の割合をみると、男性の9割以上は内臓脂肪型肥満ということがわかります。女性は、女性ホルモンの影響で、内臓脂肪より皮下脂肪がつきやすいのですが、更年期以降は女性ホルモンが減少して内臓脂肪がつきやすくなります。そのため、50代以降では内臓脂肪型肥満の人が多くなります。

（※）BMI ＝ 体重（kg）÷（身長（m））²。BMIが25以上の肥満の人の中で、腹囲が男性85cm以上、女性90cm以上の人を内臓脂肪型肥満としています。

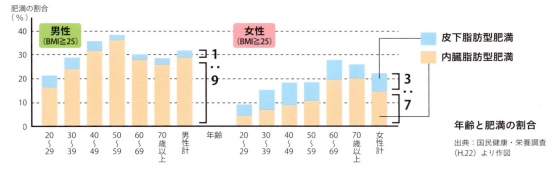

年齢と肥満の割合
出典：国民健康・栄養調査（H.22）より作図

Q なんで、女性は更年期以降は太りやすくなるの？

大きな原因としては、「女性ホルモンの量の変化」が挙げられます。更年期以降は女性ホルモンが激減します。女性ホルモンには中性脂肪や悪玉コレステロール（LDL）の上昇を抑える作用があるため、その大事な働きを行なっている女性ホルモンが減少すると、内臓脂肪が増えてしまうのです。

これが、更年期以降に中性脂肪やLDL-コレステロールが増加しやすい、つまり、脂質異常症（高脂血症）になりやすい理由です。脂質異常症は自覚症状がないため、血液検査で定期的に状態を調べておくことも大切です。

また、若いうちから内臓脂肪がつきにくい生活習慣を身につけておくことが、閉経後に急に脂肪を増やさないための予防にもつながります。更年期以降は、より一層、食事に注意し、運動する習慣を継続しなければいけません。

更年期で心配なことは、もうひとつあります。それは、骨粗しょう症へのリスク。骨の発育には、女性ホルモンとカルシウム、そして、日光と適度な運動が必要です。更年期以降は女性ホルモンが激減するため、骨をどんどん作っていくことは困難となります。

言いかえれば、更年期までに（女性ホルモンが激減する前までに）、しっかりと骨を作っておく必要があるのです。そのためにも、若いうちから「きちんと食べ、しっかり動く」を実践し、骨をしっかりと作っておきましょう。

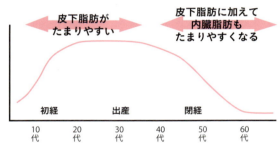

女性ホルモンの分泌量

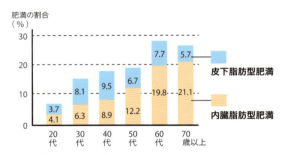

女性（BMI ≧ 25）の比率
出典：国民健康・栄養調査（H.22）より作図

Q 内臓脂肪と皮下脂肪はどちらが減らしやすいの？

内臓脂肪は、食べすぎや運動不足により急速に蓄積し、また食事改善や運動などのエネルギー消費により急速に減少します。（※1）減量開始後の内臓脂肪と皮下脂肪の変化を見てみると、初めのうちは、皮下脂肪量より内臓脂肪量の減少が著しいことがわかっています。（※2）

特に内臓脂肪だけを効果的に減らす方法というのは存在しませんが、食事や運動などの生活習慣の改善だけでも、内臓脂肪を減らすことができるのです。ちょっとの努力からでも、始めてみましょう！

（※1）出典：Shimomura, et al. Molecular Medicine Vol.39, No.4, 2002,416-423.
（※2）出典：Li Y, et al. Exp Biol Med. 228, 2003, 1118-23.

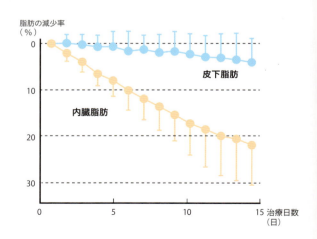

減量早期における内臓脂肪と皮下脂肪の変化
出典：（※2）より作図

Q　メタボリックシンドロームって何？

「メタボ」という言葉はよく聞きますが、正確な意味をご存知ですか？

「メタボリックシンドローム」とは内臓脂肪型肥満に加えて、高血糖・高血圧・脂質異常といった生活習慣病になるリスクを複数併せもった状態のこと。こうなると、自覚症状はないものの、動脈硬化のリスクが飛躍的に高まることが分かっており、危険な状態です。

そのため、その状態を「メタボリックシンドローム」と診断し、注意を呼びかけています。

メタボリックシンドロームのセルフチェック

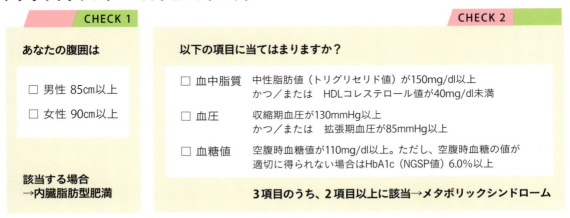

Q　内臓脂肪が多くなると、加齢臭が強くなるって本当？

男性に多い悩みのひとつ「加齢臭」が内臓脂肪と関係していることをご存知ですか？

加齢臭の原因となるのが、遊離脂肪酸（血液中の脂肪）が分解されてできる成分「ノネナール」です。このノネナールは、脂肪を多く含む汗に、よりたくさん含まれます。皮下脂肪にくらべて、内臓脂肪はより分解されやすいので、内臓脂肪が多くなると、遊離脂肪酸は増えやすくなり、ノネナールの量も増えることになります。また、体重が増える（つまり、皮下脂肪・内臓脂肪が増える）と、それだけ身体を動かす際にエネルギーが必要になるため、汗もかきやすくなります。

また、ノネナールを生成するもととなる物質のひとつに「9－ヘキサデセン酸」があります。この9－ヘキサデセン酸は加齢にともなって増えるため、多少の個人差はあるものの、ノネナールの総量も40歳を境に増加する傾向にあることがわかっています。

加齢は避けられないため、内臓脂肪を増やさないような生活習慣を心がけて、少しでも加齢臭の原因となるノネナールの総量を減らしていけると良いですね。ちなみに、アルコールの分解でできるアルデヒドもノネナールの原料になるので、飲酒も体臭の原因になります。飲酒もほどほどに！

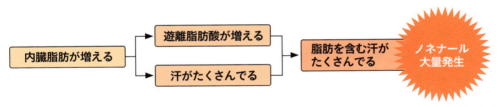

＊ P.86～89の記事は「内臓脂肪ラボ（http://naibo.jp/）」より抜粋しています。

推薦のことば

宮崎滋先生

日本肥満学会「肥満症診療ガイドライン」
作成委員長
公益財団法人結核予防会理事・総合健診
推進センター所長
東京医科歯科大学医学部臨床教授

　ダイエットというと、むやみに体重を減らすことが考えられがちですが、健康寿命を延ばすためには、肥満症、特に「内臓脂肪」の蓄積を予防・改善することが重要です。
　花王は、内臓脂肪に早くから注目し、それを解決する手段の研究に取り組んできました。私も、全国各地で内臓脂肪を測定する啓発活動などでご一緒してきました。
　そうした活動から「しっかり食べて内臓脂肪をためない」食事の特徴がわかり、それを誰もが家庭で実践できるようにしたのが、このレシピ本です。
　食事を愉しみ、そして健康に──。
　この本が人生を豊かにする助けとなることを願っています。

坂根直樹先生

独立行政法人国立病院機構京都医療センター
臨床研究センター予防医学研究室長

　「内臓脂肪を簡単に測定できる装置ができた」と花王の研究者から聞かされたのは、今から10年以上前のことです。内臓脂肪という見えないものを測って知ることは、健康に向けて生活を改善するきっかけになると思い、実用化研究を開始しました。
　その結果、自分の内臓脂肪を知って、生活改善に取り組むと、減量効果がさらに高まることが証明されました。また1万人以上のデータ解析から、内臓脂肪蓄積には食事の「量」だけでなく、食事の「時間」や「質」が関係するという発見にもつながりました。
　こうしたエビデンスから生まれた「しっかり食べても内臓脂肪をためない」食事を皆さんも是非試してみてください。

合田敏尚先生

静岡県立大学副学長
食品栄養科学部栄養生命科学科教授
大学院食品栄養環境科学研究院教授

　本書の「しっかり食べて内臓脂肪をためない」食事は、ごく普通の食材でできるところが一番のポイントです。通常、健康になるためには特別な食品が必要だと考えられがちですが、日本型の食生活には、もともと人を健康にする知恵があったのです。それを、科学の視点で整理し直し、現代の食卓に落とし込んだのが「スマート和食」だと言えます。

　特定の成分や機能ではなく、「食べ方」の良さを科学的に説明するのは、実は、意外に難しい。しかも、それを誰もが実践できる形で伝えるのはさらに難しいと思いますが、本書はそれに挑戦し、魅力的な実践書になっていると思います。2020年の東京オリンピックとともに、この日本発の健康食事法を世界へ伝えていくべく活用したい良書です。

小島美和子先生

（有）クオリティライフサービス代表取締役
管理栄養士・健康運動指導士

　食事を意識するとき、まずカロリーに目が行きがちです。健康のためにと、ご飯を我慢している人も多いようです。でもこれは、健康への近道ではありません。これからはぜひ、中身を意識してください。同じカロリーでも中身によって太りやすさや体調への影響は違ってきます。「中身」のことを一般的に「栄養バランス」と表現しますが、「栄養バランスを整える」と言われても、実際にどうすればよいか、わかりにくいですね。「スマート和食」の黄金「比」は、中身のバランスをわかりやすく示した画期的な指標です。ぜひ活用して、「しっかり食べて太らない」、「日々の体調がいい」を実感してください。完璧を目指さないのが継続のコツです。ちょっとずつ、自分の生活でできることを取り入れて、食事の質を上げていってください。

材料別さくいん

このさくいんは、レシピの注釈に記載されている、置き換えて作れる食材からも引けるようになっています。

【肉】
牛肉
・もも肉
鶏のみそ照り焼き 24
キャベツとさけのさっぱり蒸し
　～ごまだれ添え～ 42
ビーフステーキ
　～和風オニオンソース～ 53
豚肉
・もも肉
鶏のみそ照り焼き 24
キャベツとさけのさっぱり蒸し
　～ごまだれ添え～ 42
あじのハーブグリル 45
・もも薄切り肉
ミルク豚汁 24
グリーンアスパラガスと
　豚肉のカレー炒め 36
豚肉の韓国風甘辛炒め 48
さっぱり豚しゃぶサラダ 49
豚肉の梅しょうが焼き 52
厚揚げとパプリカの酢豚風炒め 57
豆腐キムチなべ 77
鶏肉
・もも肉
鶏のみそ照り焼き 24
カオマンガイ 32
グリーンアスパラガスと
　豚肉のカレー炒め 36
キャベツとさけのさっぱり蒸し
　～ごまだれ添え～ 42
さけの南蛮漬け 43
あじのハーブグリル 45
タンドリーチキン 50
豚肉の梅しょうが焼き 52
鶏豆乳なべ 76
・むね肉
グリーンアスパラガスと
　豚肉のカレー炒め 36
キャベツとさけのさっぱり蒸し
　～ごまだれ添え～ 42
さけの南蛮漬け 43

あじのハーブグリル 45
タンドリーチキン 50
豚肉の梅しょうが焼き 52
・むね挽き肉
トマト麻婆豆腐 28
豆腐つくね～和風あんかけ～ 51
照り焼きハンバーグ 55
ヘルシー豆腐チャンプル 56

【魚介】
あじ
あじのアクアパッツァ風 34
さけの南蛮漬け 43
さばのみそ煮 44
あじのハーブグリル 45
さけフレークの混ぜごはん 81
いか
ブロッコリーとえびのサラダ 30
ガーリックシュリンプ 47
いわし
さばのみそ煮 44
えび
さけのガーリックレモン焼き 26
ブロッコリーとえびのサラダ
　（むきえび） 30
あじのハーブグリル 45
ぷりぷりえびマヨ 46
ガーリックシュリンプ 47
かつお
かつおのカルパッチョ 30
まぐろとアボカドのカラフル丼 78
さけ
鶏のみそ照り焼き 24
さけのガーリックレモン焼き 26
キャベツとさけのさっぱり蒸し
　～ごまだれ添え～ 42
さけの南蛮漬け 43
鶏豆乳なべ 76
さば
さけの南蛮漬け 43
さばのみそ煮 44
たい

あじのアクアパッツァ風 34
たこ
ガーリックシュリンプ 47
たことプチトマトの酢の物 67
ぶり
鶏のみそ照り焼き 24
ほたて
さけのガーリックレモン焼き 26
ブロッコリーとえびのサラダ 30
あじのハーブグリル 45
ガーリックシュリンプ 47
まぐろ
まぐろとアボカドのカラフル丼 78

【大豆製品】
厚揚げ
厚揚げとパプリカの酢豚風炒め 57
油揚げ
ひじきの煮物 71
鶏豆乳なべ 76
さけフレークの混ぜごはん 81
豆腐
・絹ごし
トマト麻婆豆腐 28
豆腐つくね～和風あんかけ～ 51
わかめと豆腐のごまだれがけ 64
・木綿
トマトと春菊の白和え 26
照り焼きハンバーグ 55
ヘルシー豆腐チャンプル 56
わかめと豆腐のごまだれがけ 64
白和えのもと 65
豆の白和え 65
豆苗とリンゴの白和え 65
ブロッコリーの白和え 65
ピリ辛けんちん汁 69
豆腐キムチなべ 77
豆乳（無調整）
照り焼きハンバーグ 55
きのこの豆乳スープ 68
鶏豆乳なべ 76

【卵・乳製品】
卵
ぷりぷりえびマヨ　46
豆腐つくね～和風あんかけ～　51
照り焼きハンバーグ　55
ヘルシー豆腐チャンプル　56
まぐろとアボカドのカラフル丼　78
さばそぼろの三色丼　79
牛乳・低脂肪乳
ミルク豚汁　24
グリーンサラダ
　　～シーザードレッシング～　34
きのことごぼうのリゾット　80
粉チーズ
グリーンサラダ
　　～シーザードレッシング～　34
あじのハーブグリル　45
プロセスチーズ
きのことごぼうのリゾット　80
ヨーグルト
ブロッコリーとえびのサラダ　30
タンドリーチキン　50
ツナドレッシング　63
トマトサラダ　63
コールスロー　63
ひじきのサラダ　63

【野菜・果物】
アスパラガス
グリーンサラダ
　　～シーザードレッシング～　34
グリーンアスパラガスと
　　豚肉のカレー炒め　36
アボカド
まぐろとアボカドのカラフル丼　78
大葉
さけフレークの混ぜごはん　81
さば水煮缶deトマトパスタ　83
オクラ
彩り野菜のピクルス　24
オクラとプチトマトのごま和え　64
かぶ

大豆のコンソメスープ煮　68
きのこ
・えのき
きのこのナムル　28
きのこのみそ汁　36
照り焼きハンバーグ　55
きゅうりとえのきの酢しょうが和え　67
・エリンギ
きのこの豆乳スープ　68
・しいたけ
焼き野菜のさっぱりマリネ　34
きのこのみそ汁　36
根菜のきんぴら　71
・しめじ
ミルク豚汁　24
きのこのナムル　28
小松菜としめじのスープ　30
小松菜と人参としめじのごま和え　36
キャベツとさけのさっぱり蒸し
　　～ごまだれ添え～　42
きのこの豆乳スープ　68
大豆のコンソメスープ煮　68
鶏豆乳なべ　76
豆腐キムチなべ　77
きのことごぼうのリゾット　80
さけフレークの混ぜごはん　81
さば水煮缶deトマトパスタ　83
・まいたけ
きのこのナムル　28
きのこのみそ汁　36
きのこの豆乳スープ　68
・マッシュルーム
きのことごぼうのリゾット　80
キャベツ
キャベツとさけのさっぱり蒸し
　　～ごまだれ添え～　42
レッドキャベツのナムル
　　（レッドキャベツ）　62
コールスロー　63
キャベツとブロッコリーの
　　温野菜サラダ　66
大豆のコンソメスープ煮　68

きゅうり
かつおのカルパッチョ　30
ひじきのサラダ　63
切り干し大根のさっぱり中華サラダ　66
きゅうりとえのきの酢しょうが和え　67
大根と黄パプリカの酢の物　67
たことプチトマトの酢の物　67
まぐろとアボカドのカラフル丼　78
ごぼう
ピリ辛けんちん汁　69
根菜のきんぴら　71
きのことごぼうのリゾット　80
小松菜
小松菜としめじのスープ　30
小松菜と人参としめじのごま和え　36
さばそぼろの三色丼　79
じゃが芋
グリーンアスパラガスと
　　豚肉のカレー炒め　36
春菊
トマトと春菊の白和え　26
しょうが
ミルク豚汁　24
根菜のみそ汁　26
トマト麻婆豆腐　28
小松菜としめじのスープ　30
カオマンガイ　32
焼き野菜のさっぱりマリネ　34
さばのみそ煮　44
豚肉の韓国風甘辛炒め　48
さっぱり豚しゃぶサラダ　49
タンドリーチキン　50
豆腐つくね～和風あんかけ～　51
豚肉の梅しょうが焼き　52
照り焼きハンバーグ　55
厚揚げとパプリカの酢豚風炒め　57
酢しょうがのもと　67
きゅうりとえのきの酢しょうが和え　67
大根と黄パプリカの酢の物　67
たことプチトマトの酢の物　67
簡単ラタトゥイユ　70
さばそぼろの三色丼　79

93

さけフレークの混ぜごはん　81
ズッキーニ
簡単ラタトゥイユ　70
セロリ
ブロッコリーとえびのサラダ　30
ツナドレッシング　63
トマトサラダ　63
コールスロー　63
ひじきのサラダ　63
大根と黄パプリカの酢の物　67
大根
ミルク豚汁　24
根菜のみそ汁　26
海藻と水菜のサラダ　28
大根と黄パプリカの酢の物　67
ピリ辛けんちん汁　69
玉ねぎ
ミルク豚汁　24
ブロッコリーとえびのサラダ　30
カオマンガイ　32
さけの南蛮漬け　43
ガーリックシュリンプ　47
豚肉の韓国風甘辛炒め　48
豚肉の梅しょうが焼き　52
ビーフステーキ
　　　～和風オニオンソース～　53
照り焼きハンバーグ　55
ツナドレッシング　63
トマトサラダ　63
コールスロー　63
ひじきのサラダ　63
きのこの豆乳スープ　68
大豆のコンソメスープ煮　68
簡単ラタトゥイユ　70
きのことごぼうのリゾット　80
さば水煮缶 de トマトパスタ　83
・**紫玉ねぎ**
あじのハーブグリル　45
まぐろとアボカドのカラフル丼　78
豆苗
豆苗とリンゴの白和え　65
トマト

カオマンガイ　32
あじのハーブグリル　45
トマトサラダ　63
・**プチトマト**
彩り野菜のピクルス　24
トマトと春菊の白和え　26
海藻と水菜のサラダ　28
あじのアクアパッツァ風　34
グリーンサラダ
　　　～シーザードレッシング～　34
さっぱり豚しゃぶサラダ　49
オクラとプチトマトのごま和え　64
切り干し大根のさっぱり中華サラダ　66
たことプチトマトの酢の物　67
なす
焼き野菜のさっぱりマリネ　34
簡単ラタトゥイユ　70
ニラ
ヘルシー豆腐チャンプル　56
人参
根菜のみそ汁　26
小松菜と人参としめじのごま和え　36
豚肉の韓国風甘辛炒め　48
豆腐つくね～和風あんかけ～　51
三色ナムル　62
コールスロー　63
人参とツナのサラダ　66
大豆のコンソメスープ煮　68
ピリ辛けんちん汁　69
ひじきの煮物　71
にんにく
ミルク豚汁　24
さけのガーリックレモン焼き　26
きのこのナムル　28
カオマンガイ　32
あじのアクアパッツァ風　34
グリーンサラダ
　　　～シーザードレッシング～　34
グリーンアスパラガスと
　　　豚肉のカレー炒め　36
ガーリックシュリンプ　47
豚肉の韓国風甘辛炒め　48

さっぱり豚しゃぶサラダ　49
タンドリーチキン　50
ビーフステーキ
　　　～和風オニオンソース～　53
厚揚げとパプリカの酢豚風炒め　57
ナムルだれ　62
三色ナムル　62
レッドキャベツのナムル　62
ひじきのナムル　62
さば水煮缶 de トマトパスタ　83
ねぎ
・**青ねぎ**
根菜のみそ汁　26
トマト麻婆豆腐　28
・**白ねぎ（長ねぎ）**
トマト麻婆豆腐　28
さばのみそ煮　44
さっぱり豚しゃぶサラダ　49
豆腐つくね～和風あんかけ～　51
ピリ辛けんちん汁　69
鶏豆乳なべ　76
豆腐キムチなべ　77
白菜
豆腐キムチなべ　77
パセリ
きのこの豆乳スープ　68
きのことごぼうのリゾット　80
パプリカ
かつおのカルパッチョ　30
焼き野菜のさっぱりマリネ　34
さけの南蛮漬け　43
さっぱり豚しゃぶサラダ　49
厚揚げとパプリカの酢豚風炒め　57
ひじきのサラダ　63
大根と黄パプリカの酢の物　67
ピーマン
厚揚げとパプリカの酢豚風炒め　57
ブロッコリー
ブロッコリーとえびのサラダ　30
カオマンガイ　32
ブロッコリーと大豆のごま和え　64
ブロッコリーの白和え　65

94　材料別さくいん

キャベツとブロッコリーの
　　温野菜サラダ　66
大豆のコンソメスープ煮　68
ベビーリーフ
グリーンサラダ
　　〜シーザードレッシング〜　34
あじのハーブグリル　45
ほうれん草
三色ナムル　62
トマトサラダ（サラダほうれん草）　63
水菜
海藻と水菜のサラダ　28
鶏豆乳なべ　76
みょうが
さけフレークの混ぜごはん　81
もやし
豚肉の韓国風甘辛炒め（豆もやし）　48
ヘルシー豆腐チャンプル　56
三色ナムル　62
レタス類
カオマンガイ（サニーレタス）　32
豚肉の韓国風甘辛炒め（サンチュ）　48
さっぱり豚しゃぶサラダ
　　（サニーレタス）　49
まぐろとアボカドのカラフル丼
　　（フリルレタス）　78
れんこん
彩り野菜のピクルス　24
根菜のみそ汁　26
焼き野菜のさっぱりマリネ　34
照り焼きハンバーグ　55
根菜のきんぴら　71
リンゴ
豆苗とリンゴの白和え　65

【**海藻**】
海苔
切り干し大根のさっぱり中華サラダ　66
まぐろとアボカドのカラフル丼　78
ひじき
豆腐つくね〜和風あんかけ〜　51
ひじきのナムル　62

ひじきのサラダ　63
ひじきの煮物　71
わかめ
海藻と水菜のサラダ　28
わかめと豆腐のごまだれがけ　64
きゅうりとえのきの酢しょうが和え　67
豆腐キムチなべ　77

【**缶詰**】
あさり水煮（缶）
豆腐キムチなべ　77
カットトマト（缶）
トマト麻婆豆腐　28
簡単ラタトゥイユ　70
さば水煮缶 de トマトパスタ　83
コーン（缶）
カオマンガイ　32
さば水煮（缶）
さばそぼろの三色丼　79
さば水煮缶 de トマトパスタ　83
大豆（水煮）
ブロッコリーと大豆のごま和え　64
大豆のコンソメスープ煮　68
ひじきの煮物　71
ツナ（缶）
ブロッコリーとえびのサラダ　30
ツナドレッシング　63
トマトサラダ　63
コールスロー　63
ひじきのサラダ　63
人参とツナのサラダ　66
きのことごぼうのリゾット　80
ミックスビーンズ水煮（缶）
豆の白和え　65
簡単ラタトゥイユ　70

【**乾物・加工品**】
梅干し
豚肉の梅しょうが焼き　52
オリーブ
あじのアクアパッツァ風　34
キムチ

ピリ辛けんちん汁　69
豆腐キムチなべ　77
切り干し大根
ひじきのナムル　62
切り干し大根のさっぱり中華サラダ　66
くるみ
ガーリックシュリンプ　47
さけフレーク
さけフレークの混ぜごはん　81
しらす
きゅうりとえのきの酢しょうが和え　67
まぐろとアボカドのカラフル丼　78
素干しえび
さばそぼろの三色丼　79
さけフレークの混ぜごはん　81
レーズン
さけの南蛮漬け　43

【**ごはん・めん**】
うどん
鶏豆乳なべ　76
豆腐キムチなべ　77
押し麦・米
麦ごはん　22
カオマンガイ　32
豆腐キムチなべ　77
まぐろとアボカドのカラフル丼　78
さばそぼろの三色丼　79
きのことごぼうのリゾット　80
さけフレークの混ぜごはん　81
スパゲティ
さば水煮缶 de トマトパスタ　83

花王株式会社

「アタック」「ビオレ」「アジエンス」など、清潔や美の分野で暮らしに役立つ数多くの製品を提供している花王が、健康の分野で、長年研究しているテーマの一つが、栄養・代謝と生活習慣病予防の関係。その研究から体脂肪対策の特定保健用食品「ヘルシア」や、どこでも、簡単・正確に内臓脂肪を測定する技術を開発。さらに「おなか痩せの黄金『比』」を発見し、専門家と共に、より実践しやすい食メソッド「スマート和食」へと発展させてきた。また、「健康経営」を積極的に推進。現在では、「スマート和食」は全国の花王社員食堂のほか、花王以外の企業や各地の自治体にも広がっている。

監修
小島美和子（おしまみわこ）
有限会社クオリティライフサービス代表取締役 / 管理栄養士・健康運動指導士
女子栄養大学卒業。現在、企業・自治体での各種健康サービス、保健指導者教育、栄養指導プログラム・コンテンツの提供など、食の現場での QOL を高める食生活プロデュース事業を展開。

レシピ協力：株式会社 ABC Cooking Studio（ABC HEALTH LABO）
調理＆スタイリング：下条美緒
写真：志水隆
デザイン：野中深雪

主菜1品、副菜2品を選ぶだけ！
おなか痩せの黄金「比」レシピ

2018年6月10日　第1刷発行
2023年3月5日　第2刷発行

著　者　花王株式会社
発行者　井上敬子
発行所　株式会社 文藝春秋
　　　　〒102-8008 東京都千代田区紀尾井町 3-23
　　　　電話　03-3265-1211
印刷所　図書印刷
製本所　図書印刷

万一、落丁・乱丁の場合は、送料当方負担でお取替えいたします。小社製作部宛にお送りください。定価はカバーに表示してあります。本書の無断複写は著作権法上での例外を除き禁じられています。また、私的使用以外のいかなる電子的複製行為も一切認められておりません。

©Kao Corporation 2018　　ISBN 978-4-16-390666-9
Printed in Japan